感染症に備える医療・公衆衛生

コロナと自治体 2

長友薫輝 編著

自治体研究社

はじめに

長友薫輝

本書は、コロナと並走するシリーズ「コロナと自治体」（全5巻）の1つで、『感染症に備える医療・公衆衛生』と題し発刊しました。

この20年ほどの間、実は新型コロナウイルスだけでなく、SARSやMERS、新型インフルエンザなど、4～5年に1度は新たな感染症が発生し、蔓延していました。にもかかわらず、パンデミックといわれる世界的な感染拡大の状況に対応するどころか、政府は医療供給体制や公衆衛生体制を整備せず、むしろ公的医療費抑制を主眼とした政策を継続してきました。

その結果、公立・公的病院の再編・統合をはじめとする医療供給体制の縮小や、保健所の統廃合などによる公衆衛生の弱体化によって、この度の新型コロナウイルスの感染拡大に対応できない状況となったことは記憶に新しいところです。

歴史的に見れば、感染症の波は何度も訪れます。今回の新型コロナウイルス感染症の波も、2021年10月現在では第5波まで、しかも波が来る度に大きな波となって、被害も甚大となっています。多くの人々の命が奪われています。

何度もやってくる波をコントロールしながら、できるだけ被害を少なくするのが政府の役割です。ところが、実際にはその役割を十分に果たすことができていません。その上、医療現場の責任や自治体の責任に転嫁しようとする発言や憶測が浮上する始末です。「民間病院が新型コロナウイルスに感染した患者を診療していないのでは？」「新型コロナウイルスに感染した疑いのある患者を診療していない開業医がいるのはおかしいのではないか？」「各自治体による保健所や検査体制の未整備が感染拡大につながったのではないか？」などといったものです。

いずれも医療供給体制などの実態への誤解による部分が大きいと考えています。医療機関はそれぞれ役割分担しながら、地域医療の供給体制を何とか維持しようと努力しているのが実情です。患者は新型コロナウイルスに感染した場合だけでなく、その他の様々な傷病でも医療機関を受診します。医療機関が常に満床となっている状態では対応できません。

だからこそ医療供給体制には余裕を持たせて、いざという時に利用できるように備えておく必要があります。ところが、これまでの公的医療費抑制策によって、新型コロナウイルス感染拡大前から、すでに医療現場は医療崩壊といわれる状況となっていました。

つまり、新型コロナウイルスの感染拡大によって医療崩壊となったのではなく、それよりも以前から医療崩壊が起きていたのです。この事実は、社会的な共通認識にはなっておらず、いまだ広く知られているわけではありません。

ですから、「自宅療養」（医療崩壊を象徴する言葉）を強いられた多くの人々や、感染し亡くなられた方々の存在を十分に認識した上で、コロナ禍で直面した深刻な事態が再び生じないよう、医療供給体制や保健所など公衆衛生の充実が図られていくのだろうと考えている人が一般的には多いように思います。

ところが、実際には今、全国各地で病床削減が着々と進められています。コロナ禍となった今でも、特に見直しも図られずに計画が進められています。

まさか、このコロナ禍の真っ只中で、自らの住む地域で入院できる病床が削減されている、とは多くの方々が知らされていない現状だと思います。

地域での病床削減は、ただ単に地域住民が入院できるベッドが少なくなる、という影響にとどまりません。在宅医療や在宅介護といった地域包括ケアシステムの構築にも連動します。また、地域で働く医療や介護、社会福祉の専門職をはじめとする、地域経済の担い手にも大きく影響を及ぼすことになります。

こうした影響などをふまえて、以前に策定した計画の遂行に躍起になるのではなく、各地の実態を把握し、地域ごとに冷静な判断をするための客観的な事実をできるだけ集めて判断材料とすることが重要です。

感染症に備えるためには、医療崩壊の主因である公的医療費抑制策の転換、ならびに保健所をはじめとする公衆衛生体制の強化を図る必要があると考えています。

本書はこのような問題意識のもと、『感染症に備える医療・公衆衛生』と題し、以下のような内容で発刊します。

第1章では「コロナ禍で明らかとなった地域医療の危機」として、コロナ禍で露呈した医療供給体制の改善を図るための方策について、これまでの経緯も含めて論じています。

第2章では「地域住民のいのちを守る砦としての自治体病院に」と題して、千葉県での地域医療と公立病院の維持存続を求め、地域の実態を把握する活動に学ぶことができます。

第3章では「新型コロナで鮮明になった医療・介護の現実」として、医療・介護現場で直面する課題について論じています。

第4章では「新型コロナと日本の公衆衛生―その特徴と課題」に関して、新興感染症への備えと対応という点について学ぶことができます。

第5章では「保健所の統廃合がもたらした現実と今後の課題」について、公衆衛生における保健所に関して、特に大阪府・大阪市を取り上げて、地域で起きている実情と今後の方向性について論じています。

第6章では「コロナ禍で脆弱な県の人員体制が浮き彫りに」と題して、公衆衛生において重要な自治体の職員体制の充実に関して、滋賀県職員組合の取り組みを論じています。

本シリーズの他の巻と同様に、本書が新興感染症に備えた医療と公衆衛生の整備に向けて、みなさんの参考になれば幸いです。

目次

感染症に備える医療・公衆衛生

[コロナと自治体　2]

第Ⅰ部

コロナ禍の医療・実態と今後

1　コロナ禍で明らかになった地域医療の危機

長友薫輝

はじめに

コロナ禍のいわゆる「第5波」では病床がひっ迫し、自宅療養者が急増しました。

こうした事態を直視し、政府はきっと「次の波」に備えて病床確保に努めているだろうと、誰もが思っているのではないでしょうか。

ところが、実際には全国で病床削減が企図され、着々と実行されています。2021年度の病床削減に関連する予算は前年度から2・3倍増となっています。2021年度だけで、全国で1万床が削減される計画です。

病床削減はけしからん、などと言うつもりはありません。やはり、地域の状況等に応じて、場合によっては削減もあり得ると思います。もちろん、その場合は地域の実態に応じて、地域で議論し決定した結果であることが前提です。

病床削減などの変更によって、在宅医療や在宅介護の現場では過重な負担増となるかもしれません。これまで、政府が進めてきた地域包括ケアシステムの構築への影響をふまえた上で、慎重に対応することが必要です。さらに、病院は地域において重要な地域経済の拠点です。地域を支える産業の1つです。地域経済への波及効果をも想定しなければなりません。

いま、政策的に全国各地で一斉に病床削減の計画が策定され、実施されています。だからこそ、いま政策としてなぜ、コロナ禍で昨年度よりも予算を増やして病床削減計画を推進しているのか、知る必要があります。そのうえで、果たして地域の実態に応じて出された政策なのかどうかを見極めなければなりません。

また、病床削減計画と連動して、公立・公的病院の再編・統合が進められています。2019年9月には全国424の公立・公的病院の再編・統合リストが出されました。コロナ禍となった今でも、この公立・公的病院の再編・統合については粛々と計画が進められています。

本章では、病床削減計画や公立・公的病院の再編・統合といった政策推進の背景、そして第5波でも明らかとなった医療崩壊の現状とその理由、今後の地域・自治体をめぐる感染症対策について述べていきたいと思います。

1　いまも続く「薄氷を踏む状態」

これまでも、そして現在でも、医療現場は「薄氷を踏む状態」で、ギリギリの綱渡りをしています。コロナ禍以前から、現場の疲弊は顕著なものとなっていました。

そもそも医療現場では、新型コロナウイルス感染症拡大とは無関係に、以前から医師不足や看護師不足などが常態化しています。

そこに新型コロナウイルスの感染拡大という事態となったのです。これまでに第1波から第5波まで、押し寄せるごとに感染者数が増大し、波が大きくなっています。集団感染の発生など、影響を受けた地域の医療機関では、より重い負担が現場に集中しました。

みなさんは、お近くにある医療機関で「医師募集」「看護師募集」といった広告をご覧になったことがあるでしょうか。コロナ禍になる前から、日常的に掲載されているところがほとんどです。ホームページで、常に人材募集をしている医療機関は少なくありません。新卒者を採用する時期などに限らず、年間を通じて募集情報を掲載しています。

医療現場に限らず、介護や社会福祉施設等の現場でも同様です。常に人材不足の状態を強いられていますが、現場の方々の奮闘で、日常の診療やケアがなされています。

コロナ禍を機に、このような「薄氷を踏む状態」が少しでも改善する方向へ、医療政策を転換する必要があると考えています。もちろん簡単な道筋ではありません。その際の視点としては、私たちが医療をはじめ、介護、社会福祉を含めて地域・自治体をどうつくるか、ということが重要となります。

なぜ、「薄氷を踏む状態」がこれまで続いているのか、整理しながら述べることとします。

2　医療崩壊の原因

2020年の春以降、新型コロナウイルス感染症の感染拡大を受け、各地で病床が不足しました。症状が悪化した人でも、自宅や宿泊施設での待機を余儀なくされたことは記憶に新しいところです。入院できる病床や医療従事者の体制のひっ迫、そして検査体制がそもそも脆弱であるために、発熱が4日間続いた場合に保健所を介して検査をするといった対応が取られました。この発熱後4日間ルールと保健所を介するというルートは検査体制の一定の整備とともに、方針撤回されています。

感染防止のマスクなどの資材は不足し、医療労働者が防護服を自作するなど、医療現場では危険にさらされながらの対応が続きました。新型コロナウイルスに感染した患者を受け入れるために、他の患者の入院や外来などでの治療を断るといった事態も生じています。

こうした事態を見るかぎり、今回の新型コロナウイルス感染拡大において医療崩壊が起きていたといえます。医療現場では感染拡大にともない患者数が増加し、医療機関における指定感染症病床をはじめとする医療供給体制はもちろんのこと、医療労働者の負担は各地ですでに限界を超えていました。医療現場のみならず、保健所などでの疲弊も顕著です。

こうした医療崩壊の原因には、医療資材や機器類の海外への生産移転というグローバル化とともに、1990年代半ばからの地方分権改革や行財政改革、市町村合併という一連の新自由主義的改革の進展があります（岡田知弘「『コロナ禍』を地域・自治体から考える」『住民と自治』2020年7月号、参照）。

新自由主義的改革は余裕ある人員や病床体制を問題にし、医療現場に効率性を求めるとともに、医療や介護などについて部分的産業化、市場化を推進しました。

3　公的医療費抑制策の継続

さらに、1980年代以降、現在に至るまで公的医療費抑制策を継続してきたことが医療崩壊の原因となっています。

高齢者人口の増加にともない、膨らんでいく医療費によって、やがて国家財政が圧迫されるという「医療費亡国論」の考えのもとに、公的医療費を抑制するさまざまな手法が展開されてきました。

患者自己負担割合を引き上げることで費用抑制を図る受診抑制や、病院や診療所数の削減、在院日数の短縮化、医師養成数の抑制などを図る供給抑制、診療報酬の操作などが実施されています。

1985年12月の医療法改正では、地域医療計画にもとづく「地域医療圏」の策定が求められ、地域で病床を管理する仕組みが進められました。1986年1月には「国立病院・療養所の再編成計画」が出されています。これらは供給体制の再編の端緒となったもので、国立病院・療養所の再編・統廃合のみならず、その後の公立・公的病院の再編・統合、地域医療構想へとつながっていくことになります。

最近では、2018年度から国民健康保険の財政運営主体を都道府県にするなど、公的医療費抑制のための管理運営や、入院できる病床数の管理のための計画、地域医療構想の策定と推進が自治体に求められてきました。

地域医療構想とは、2014年の医療介護総合確保推進法によって制度化され、2016年度中にすべての都道府県において策定された、入院できる病床数（ベッド数）を各地で管理する計画の1つです。地域医療構想は、各都道府県内の2次医療圏を原則とした全国339構想区域で、「必要病床数」を算出しています。この「必要病床数」は地域の病床数を管理する手段としてだけでなく、実は「医師需給推計」や「看護師需給推計」にも連動させています。

つまり、地域ごとの病床数の推計と管理によって、各地の医師や看護師などの人員体制を管理・抑制することにつながっているわけです。

4　地域医療構想の策定と推進

２０２５年における、医療供給体制のあるべき姿を描いたものが地域医療構想です。２０１８年４月からスタートした第7次医療計画の一部となっています。地域医療構想は機能別での病床数を管理するもので、一般病床と療養病床を有する病院・診療所は毎年、都道府県に対して病棟ごとに４つの医療機能区分で報告することになっています。

４つの医療機能区分とは、高度急性期、急性期、回復期、慢性期です。最も診療密度が高いものは高度急性期となります。

地域医療構想は構想区域ごとに、この４つの医療機能ごとの２０２５年の医療需要と必要病床数を推計し定められました。地域医療構想を策定した都道府県は、厚生労働省から提供されたデータとソフトを使用し推計をおこないましたが、この推計がどのように算出されるのかという重要な根拠は公表されていません。

そして、各都道府県の2次医療圏を基本とした構想区域ごとに、地域医療構想調整会議が設置されています。都道府県は毎年度、地域医療構想調整会議で合意した具体的方針をとりまとめます。その内容は、２０２５年を見据えた構想区域において担うべき医療機関としての役割と、２０２５年に持つべき医療機能ごとの病床数を含むものです。

地域医療構想で示した必要病床数の実現に向けて各地で病院の再編統合、ダウンサイジング、機能転換等が求められてきたのが現状です。そのために地域医療介護総合確保基金の活用や予算措置が講じられています。

ところが、地域医療構想が思うようには進まないため、地域医療構想の病床削減計画の実現を急ぎ、公的医療費抑制を進める政策手段として、２０１９年９月に４２４の公立・公的病院を名指しするリスト公表となりました。

5　公立・公的病院の再編

厚生労働省が公表した同リストは各地で波紋を広げることとなりました。公立・公的病院のうち、再編統合の議論が必要として４２４病院を地域・自治体の合意なく名指ししたためです。

リスト公表後、厚生労働省が各地で実施した意見交換会では、病院長や首長などから「あまりに地域の実情を踏まえない一方的なやり方ではないか」「もっと丁寧な議論を重ねて公表すべきだったのではないか」といった声が続出しました。

今回の事態は地域医療構想の実現を急ぎ、公的医療費抑制を加速させようとする政策が招いたものです。地域での議論を踏まえてという手法ではなく、国が地方に対して一定の方向性を指示する内容であったことが特徴でした。

424病院がリストに挙げられた理由は2017年度時点で1652の公立・公的病院のうち、「病床機能報告」で高度急性期・急性期と報告した1455の公立・公的病院を対象とし、その中で「診療実績が特に少ない」「類似かつ近接」という2つの基準で該当するとされたものです。

では、この基準は誰が見ても納得できる妥当なものなのか、というところが重要となりますが、実際に2つの基準の根拠は不明瞭なものでした。データに客観的な妥当性がなく、むしろ恣意的に操作したものと考えるのが妥当です。もちろん、政策的な手段には一定の政策意図が反映します。だからこそ、手段には客観的な事実を用いて理解を得ることが重要です。

また、地域医療構想は地域包括ケアシステムの構築とも連動しており、地域の医療従事者のみならず地域住民の参加や、自治体とともに地域医療をつくるために必要な、客観的なデータを提示しなければなりません。ところが、そのようなデータ提供はなされていないのが現状です。

ともあれ、2019年9月に公立・公的病院の再編統合の議論を進展させるべく、424病院の名指しリスト公表という政策手段を選択しました。なお、民間病院についても例外ではありません。

2020年1月には厚生労働省が「公立・公的医療機関等の具体的対応方針の再検証等について」を示し、公立・公的病院のみならず民間病院の診療実績のデータを都道府県に提供し、地域で議論を進めるよう迫っていたところ、直後にコロナ禍となりました。

コロナ禍となってあらためて注目されたのは、名指しされた424の公立・公的病院の中には、感染症指定医療機関が53病院、含まれていたことです。

6　公立・公的病院の再編・統合と地域の実態

２０１９年９月に４２４の公立・公的病院の再編・統合を名指しするリストが公表されました。そのリストに挙げられた病院の１つ、静岡県にある共立蒲原総合病院に関して、地域住民の方々が２０２０年６月にアンケート調査を実施しました。

アンケート調査の分析に関わった経緯から、以下に記しておきたいと思います。

「蒲原病院をよくする会」のみなさんが「地域医療を守り、蒲原病院をよくするためのアンケート」調査を実施しました。

(1)　アンケート調査に回答した方々

①回収率からわかること

１０００枚のアンケートを配布し、回答した方は４０８人でした。

まず、回収率が４割を超える高さであったことは特筆に値します。地域住民のみなさんによる共立蒲原総合病院への信頼と期待、そして地域医療をめぐる問題への関心の高さの表れといえます。

街頭で配布したアンケート調査で、これだけの回収率を誇る調査はまず見当たりません。回収率10％未満となるのが通常です。

アンケート配布数もわずか１０００枚ということに驚きました。最近では自治会等に協力を依頼したアンケートであっても、回収率の向上に苦労するほどです。病院利用者に対する調査（患者満足度調査など）以外の、地域医療に関わるアンケート調査ではなおさらです。

こうした点から、共立蒲原総合病院が地域に密着した信頼できる病院として評価を受けていること、そして住民のみなさんの地域医療への関心の高さを伺い知ることができます。

さらに、本調査はコロナ禍の２０２０年６月に実施したものです。調査を実施する環境としてはご苦労もあった中、また回答された方々には不安やとまどいなどもあったことを推察すると、回答数は大変多いという特徴を記しておきたいと思います。

②回答者の特徴

回答した方々にはご高齢の方が多く、約６割が60代以上の方です。街頭で配布するアンケートに回答する年齢層は、そもそも年配が多くなる傾向が高くなり、さらに地域医療や病院に関する調査はおよそ、高齢の方々の回答者が多くなるのが通例です。

そのため年金生活者が回答者で最も多く36・５％となっていますが、働いておられる方々として雇用労働者（正規雇用・非正規雇用を含む）が30％を超えており、自営業者の方は約７％となっています。

家族構成別では、「親と子どもの1世帯」が36・０％と最も多く、次いで「夫婦二人のみ」24・3

%、「親と子ども家族の2世帯」16・9%、「一人暮らし」16・7%などとなっています。

(2) 医療機関への受診状況から

①直近1年間の医療機関への受診状況

「この1年間に医療機関を受診したことがありますか?」という設問に対しては、「受診した」88・5%、「受診していない」10・5%、という結果でした。

実際に、医療機関を受診している方々に、アンケートにご協力頂いていることがわかります。

②受診抑制など

一方で、受診していない人が10・5%(43人)となっていますが、次の設問に対する結果に注目しておきたいと思います。

「この1年間にあなたは、病気やケガにかかっても受診を控えることがありましたか?」という設問に対しては、

「ある」26・5%(108人)、「ない」71・6% という結果です。

つまり、直近1年間に受診していない人が43人でしたが、それを上回る108人の方が同じ期間に「受診を控えることがあった」と回答しています。

当初は受診を控えたが結果として受診した人や、医療機関を受診した症状とは異なる、比較的軽

度だと自ら判断したものについては、受診を抑制した人などが想定されます。

「受診を控えることがあった」と回答した26・5％（108人）と回答された方々にその理由をお伺いしたところ、

「たいした病気・ケガではなかった」（61人）、「新型コロナの感染が怖かったため」45人、「病院や医院へいく交通が不便なため」（20人）などとなっています。

コロナ禍を反映し新型コロナウイルス感染を怖れた方々がかなりの数に上っています。また、「たいした病気やケガではない」とご自分で判断された方々は、何らかの自覚症状等があったからこその見解です。やはり、医師の診察等を受けることが重要だと考えられます。

お仕事をされている方や介護等をされている方などの中には、「病院・医院へ行くヒマがなかった」（16人）と回答した方もおられたことと思います。「医療費が高くて我慢した」（11人）といった回答もあり、お金の心配から受診抑制されている方の体調が心配です。

医療へのハードルを下げておくことで重症化を防ぐことにもつながることから、医療費の心配をしなくても済むように、そして交通面なども含めて医療へアクセスしやすくすることが重要だと考えられます。同時に、私たち地域住民が医療機関を受診する際の行動については、普段からよく話し合って理解しておくことが大事となります。行政や社会福祉協議会から出される広報等を使用した、医療に関する情報提供も重要です。

さらには日常的に、医療機関と地域住民が話し合う場の設定が必要となります。様々な場をつくり、地域で医療に関する話題を増やしていくことで、理解が広がり、結果として、医療従事者の負担をも回避することにつながります。

もちろんコロナ禍での場の設定には工夫が必要となりますが、こうした工夫をするところから、共同でできるとよいですね。

③不足していると感じる診療科について

「不足していると感じる診療科はありますか?」という設問については、「産婦人科」が最も多く26・2%となっています。次いで「内科」24・5%、「耳鼻咽喉科」16・9%、「整形外科」15・4%、「小児科」14・7%などとなっています。

すでに多くの方に知られているように、各地で産婦人科の休診や、出産ができる病院の集約などが起きています。そのようなことをふまえて、本アンケートでも「産婦人科」が不足しているという声が大きくなっているものと考えられます。

⑶　共立蒲原総合病院の受診状況から

①受診状況

続いて、共立蒲原総合病院に関する設問についてです。

「あなたは共立蒲原総合病院を受診したことがありますか?」という設問について、

「ある」と回答した方が88・0％（359人）となっています。

また、先ほどの「この1年間に医療機関を受診したことがありますか？」という設問で共立蒲原総合病院を直近1年間のうちに受診した人は221人（55・4％）となっており、半数以上となっています。

共立蒲原総合病院を受診した理由（複数回答）としては、「自宅・職場から近い」70・3％、「公立病院だから信頼できる」40・9％、「医師・看護師などの対応がよい」23・0％、「交通の便がよい」15・0％、「設備が充実している」13・7％、といった順で回答が多くなっています。

自宅や職場からのアクセスがしやすく公立病院であることが評価されているとともに、「医師・看護師などの対応がよい」（23・0％）と「医師や技師の評判がよい」（7・4％）を合わせると30・4％となり、病院で働く医療従事者等への信頼の高さがうかがえる内容となっています。

なお、アクセス面においては、67・6％の方が自家用車、14・2％の方がバス・鉄道となっています。病院まで要する時間では、「10分～20分」が43・1％、「10分未満」が37・5％と、8割を超える方々が病院から20分以内の圏域に居住していることがわかります。

ただし、自動車利用者が多く、自動車を利用できない場合の医療アクセスの課題があるように思われます。

②共立蒲原総合病院に力をいれて欲しいこと（複数回答）

この設問について、回答が多かった順に並べると、以下の通りとなります。

「夜間・休日など救急医療体制の充実」48・8％

「専門医療（脳疾患・心疾患・がん）」42・9％

「医師や看護師など職員の確保」37・3％

「感染症対策の充実」18・1％

「災害医療の充実」14・5％

「病院施設の充実（老朽化の改修工事など）」13・0％

「リハビリ施設・設備の充実」11・3％

「産婦人科・周産期医療の充実」10・8％

救急医療体制の充実や脳疾患・心疾患・がんの専門医療体制の充実を求める声が多くなっているとともに、医師や看護師など職員の確保も高い割合となっていることがわかります。

先ほどの「地域で不足していると感じる診療科」に関する設問結果とはやや異なっており、共立蒲原総合病院に求めている内容と、その他の医療機関を含めた地域医療の提供体制全体に求める内容が重複している箇所と、そうでない箇所があるように思います。

なお、共立蒲原総合病院を受診したことのない方に、受診したことがない理由をお伺いした設問では、

「かかりつけ医がいるから」が28人、6・9%（アンケート回答者全体を分母とした計算）が最も多く、そのほかに特筆すべき点は見当たりません。

(4)　共立蒲原総合病院のこれからについて

①共立蒲原総合病院の再編・統合

共立蒲原総合病院の再編・統合に関して、あなたの考えに最も近いものを選んでくださいという設問では、以下の通りとなっています。

「公立・公的病院の再編・統合はすべきではない」２１６人（52・9%）
「地域医療が後退しない形で公立・公的病院の再編・統合をすべき」１０４人（25・5%）
「公立・公的病院の再編・統合をすべき」11人（2・7%）
「分からない」56人（13・7%）

半数を超える方が「公立・公的病院の再編・統合はすべきではない」と回答しています。また、「地域医療が後退しない形で公立・公的病院の再編・統合をすべき」が25・5%と続いており、両者を合わせれば、地域医療の提供体制の維持を願う声は80%近くにも上っています。

この結果は、地域のみなさんの切実な声として、受け止める必要があると思います。こうした声を力に、地域でどのような医療提供体制が必要となるのか、その中で共立蒲原総合病院がどのような役割を果たしていくべきか、注目されるところです。

「分からない」と回答した方は13・7％で少なく、「再編・統合すべき」は2・7％とさらに低位です。

なお、医療の制度や政策の動向についての設問では、およそ「分からない」と回答する人が多くなる傾向にあります。ところが今回のアンケートでは意外に少ない結果となっています。

これには、後述する2019年9月の報道をはじめ、みなさんがすでに事態を知っておられたことがあるように思います。

また、設問では「厚生労働省は全国の病院ベッド数や診療科を減らすため、公立・公的病院の再編・統合を計画し、共立蒲原総合病院を対象に挙げました」と解説していることに主導されたのかもしれません。

ただ、それにしても「分からない」という回答結果が他のアンケート結果より少ないことは、地域住民のみなさんの関心の高さを表していると言うことができます。

②2020年9月の再編・統合リストの公表から

2020年9月に、静岡県内では共立蒲原総合病院を含む12の公立・公的病院が「再編・統合の議論を進めなさい」と名指しされ、報道発表されました。おそらく静岡県内では大きく報道されたことでしょう。そのことで多くの地域住民のみなさんが知ることになったと考えられます。ちなみに、全国では424の公立・公的病院が再編・統合の対象として公表されています。

また、蒲原とその周辺地域は市町村合併を近年、経験していることも影響しているのでは、と勝手ながら推測しています。いわゆる平成の市町村合併を経験した多くの地域では、役所だけでなく様々な公共施設等が集約され、バスや鉄道といった公共交通の廃線、小中学校の統廃合などが一気に起きています。医療機関の再編・統合という事象には、当然のことながら敏感になっている地域が多いように思います。

私が関わっている地域の1つでは、やはり平成の市町村合併で、大学病院がある県庁所在地の自治体となりました。そして、その地域にある公立病院は、共立蒲原総合病院と同様に、再編・統合のリストに挙げられています。

ただ、住民のみなさんは、様々な公的な機関や施設等がなくなり、今度は医療機関までなくなったら本当に厳しくなるという切実な思いで、リストに挙げられる前から、日常的に病院長をはじめ医療従事者との関わりを増やし、地域医療への理解を深めるよう努力されています。

こうした地域医療と公立・公的病院に対する切実な思いは、今回のアンケート結果などからも、読み解くことができると考えています。

また、アンケート結果がきっかけとなり、「住民が地域医療を語る場」が増えることを期待しています。

③公立・公的病院の充実に向けて

「公立・公的病院は市民の税金によって誰もが安心して受診できるようになっています。この税金の使い方について、あなたの考え方で最も近いものを選んでください」という設問についてです。以下のような回答となっています。

「公立・公的病院の充実のためにもっと税金を使うべき」61・3％（250人）

「公立・公的病院の経営努力を強めて税金は節約すべき」26・0％（106人）

6割を超える多くの方が公立・公的病院の充実に税金を使うべきだと考えていることがわかります。また、経営努力を強めていくべきとの回答も26％となっています。

(5) 新型コロナウイルス感染拡大に関して

①新型コロナウイルス感染者の受け入れについて

「新型コロナウイルス感染拡大に際し、共立蒲原総合病院にも要請があった場合、受け入れるべきだと思いますか?」という設問についてです。以下の通りです。

「受け入れるべき」71・6％（292人）

「受け入れるべきでない」15・7％（64人）

「その他」8・8％（36人）などとなっています。

多くの方は受け入れるべきだと考えておられますが、一方でその他の意見の中にも記されているように、「受け入れるべきだと思うが、独立したスペースや職員の体制強化などが前提となるのでは」といった意見が見られます。さらに、通常の診療を受ける患者への影響を案じておられる声もありました。

②新型コロナウイルス対策について

「新型コロナウイルス対策について、国の医療機関に対する支援は足りていると思いますか？」という設問では、

「足りている」4・7％（19人）
「足りていない」62・3％（254人）
「分からない」29・9％（122人）となっています。

6割を超える方々が国の医療機関に対する支援について、不足していると実感していることがわかります。一方で「足りている」が4・7％と低位であることと、「分からない」との回答が約30％と高くなっていることが特徴的です。

医療をとりまく情勢、制度や政策などを質問する項目ではこのように「分からない」という回答が多くなるのが通常です。ところが先ほど指摘したように、公立・公的病院の再編・統合に関して「分からない」という回答はこれほど多くならないのは、みなさんの関心の高さによるところが大きいと思います。

⑹ 調査後の活動へ向けて

今回のアンケートから言えること、そして考えられることを中心に記しました。

このアンケート結果からは、地域住民のみなさんによる共立蒲原総合病院への信頼と期待、そして地域医療をめぐる問題への関心の高さの表れが象徴的です。

さらに、共立蒲原総合病院の再編・統合をめぐっては、「再編・統合はすべきではない」と半数以上の方が回答しています。

公立・公的病院をめぐる情勢、中でも再編・統合の議論を進めるべき対象とされた医療機関に関しては、当該地域の住民の意向は重要なものといえます。本アンケートに回答された地域の方々の関心の高さ、そして共立蒲原総合病院への高い信頼を損なうことのないようにする必要があるといえます。また、地域医療の提供体制の維持を願う声は80％近くにも上っています。

こうした地域医療に対する住民の関心の高さは、医療機関への要望・要求としてだけでなく、地域医療において住民ができること、住民が関わる責任の分担作業を進める必要があります。要望・要求にとどまらず、その内容が実現するように進めていきたいものです。アンケートは住民が考えていることの一部を映したに過ぎません。

アンケート結果をふまえて共有して終わり、では非常にもったいないように思います。アンケート結果を、地域の方々とともに共有することから始めてはいかがでしょうか？

⑺ 市立湖西病院でも

「蒲原病院をよくする会」のみなさんはアンケート調査結果をもとに、地元の自治会などを訪問し、調査結果を共有しました。

共立蒲原総合病院の院長とも懇談し、院長から「地域住民のみなさんの強い期待を感じた」とのコメントも頂いたそうです。

静岡県内で共立蒲原総合病院と同様に、再編・統合の議論を進めるよう424の名指しリストに挙げられた市立湖西病院についても、同様にアンケート調査が実施されています。この調査結果の分析にも関わりました。

「西部地域の医療をよくする会」の方々が実施した「地域医療を守り、湖西病院をよくするためのアンケート」調査です。この調査は2020年11月に実施されました。市内5つの中学校区（湖西、鷲津、新居、岡崎、白須賀）においてアンケートを配布し、すべての地域から市民の声を集めるために、工夫して配布されたと聞き及んでいます。

先述の共立蒲原総合病院をめぐる調査と同様の調査項目で実施されているので、特筆すべき点のみ記すと、地域医療の提供体制の維持を願う声は73・4％と高くなっています。また、アンケートの自由記入欄には108人の方から意見や要望が寄せられました（回答者のおよそ3分の1）。アンケート調査において、このように多くの方々が、わざわざ文章を書いて意見を表明したことに注目したいと思います。市立湖西病院への期待、そして地域医療についての願いが明らかとなりました。コロナ禍において、地域医療の充実を願う声は高まっています。

7　コロナ禍で再認識した公立・公的病院の役割

こうしたアンケート調査結果からもわかるように、地元の意思で決定されたものではない公立・公的病院の再編・統合リストであったことがわかります。地域で議論し検討した結果ではなく、一方的な政策を推進する内容です。

ところが、公立・公的病院の再編・統合リスト公表から半年も経たずにコロナ禍となります。新型コロナウイルスの感染拡大を受け、結果として対応する病床が各地で不足したため、感染症病床ではない病床を新型コロナウイルス感染症対応の病床とする対応が取られました。さらに２０２０年３月以降、数度にわたって厚生労働省が各都道府県に対して病床の確保を要請する事態となりました。

実は近年、感染症病床は削減されてきました。旧伝染病指定病床は１９９８年に９０６０床あったものが、２０１９年４月時点で全国の感染症病床は１８６９床に削減されています。

なお、感染症病床でその多くを担っているのは公立・公的病院です。全国の感染症指定医療機関は３６７病院あり、このうち３４６病院は公立・公的病院が担っています。

ところが先述した通り、感染症対策として重要な役割を担っている公立・公的病院に対して、2019年9月に、再編統合の議論を加速させ、各地域の地域医療構想の病床削減計画の実現を急ぐよう通知が出されました。

現在、医療計画の見直しと新型コロナウイルス感染症への対応を踏まえた地域医療構想の進め方が議論されています。「地域医療構想に関するワーキンググループ」2020年10月21日開催、第27回の資料では、公立・公的等・民間の病院別で、新型コロナウイルス感染患者の受け入れ可能割合は公立が69%、公的等が79%、民間が18%となっています。公立・公的病院の受け入れ可能割合が際立って高く、受け入れる体制を取っていることがわかります。

公立・公的病院の役割を再認識するとともに、民間病院も含めた新型コロナウイルス患者を実際に受け入れた医療機関への対応、コロナ禍で大幅な減収となっている医療機関への対応も急務です。診療報酬に依らない仕組みでの対応が必要です。なお、患者数の減少は感染を恐れた受診抑制、お金を支払うことができない受診抑制などによるものと考えるのが妥当です。結果として重症化するリスクがあり、医療機関や自治体などによる実態把握の取り組みへの公的な支援が求められます。

8　地域医療構想の検証

地域医療構想や公立・公的病院の再編・統合などの政策推進について、地域の実態に応じているのかどうか、検証することが重要です。コロナ禍では、いっそうその必要性が高まっています。

病床削減などの変更によって、各地の在宅医療や在宅介護の現場では過重な負担増となることは回避できません。法的にもワンセットとなっている地域医療構想と地域包括ケアシステムの構築への影響を想定し、各地で検証しなければなりません。

これまで、政府が進めてきた地域包括ケアシステムの構築への影響をふまえた上で、地域医療構想や公立・公的病院の再編・統合などについて、検証することが求められます。その上で、政策推進にあたるといった慎重な姿勢が必要です。

さらに、病院は地域において重要な地域経済の拠点です。地域を支える産業の1つです。地域経済への波及効果をも想定しなければなりません。

なお、検証する際には、行政計画では今や必ずと言ってよいほど記載されているPDCAサイクルでの検証が重要となります。

9　想定すべき事態とPDCAサイクル

PDCAサイクルで、地域医療構想と地域包括ケアシステムを検証し、どう見直していくべきでしょうか。

PDCAサイクルでは、「P」と「C」の工程が重要です。そもそもPlan（計画）の「P」

の立案の段階で、道筋が1つしか描かれないことが多いという弱点を抱えています。計画は従来の実績や将来予測から立案されます。社会情勢の変化など、本来は様々な「変数」の存在を想定して、計画に盛り込んでおく必要があります。にもかかわらず、変数を想定することが、計画の失敗を意味するかのように誤謬し、想定自体を含まない一方向での行政計画が多いように見受けられます。

医療政策においてPDCAサイクルを実践するならば、これまでの実態を土台に、最悪の事態をも想定した計画を立案することがまずは重要となります。そして、考えられる限りの変数を用意し、想定することに尽きます。その上で、政策判断の根拠を提示し、政策方針の転換となる材料を検証するなどサイクルを回しながら、部分的改善を重ねていくことが望まれています。

10　計画と変数

医療政策においては、コロナ禍という事態は大きな変数といえます。新型コロナウイルス感染症の感染爆発とも言われる状況に置かれています。ただ、私たちが体感しているパンデミックといわれる世界的な規模での感染症の蔓延は、この20年ほどでは4～5年に1度のペースで起きていました。

このように、すでに起きていた事態を変数として想定に加えずに、従来通りの計画を策定し実行してきたのではないでしょうか。そして、従来の政策方針を変更せずに、感染症病床の削減や保健所の統廃合等による削減など、公衆衛生の弱体化ともいえる方針を結果的には貫徹させてきたように思います。

残念ながら、コロナ禍における医療供給体制のひっ迫、そして医療崩壊と称されるような事態を招くような計画であったと言わざるを得ません。長年にわたり、公的医療費抑制を主眼とした計画を立案し、供給抑制を図り推進してきたことに主因があると考えられます。医療政策におけるPDCAサイクルが機能していれば、評価・見直しがなされ、部分的な改善や軌道修正がなされていた可能性があります。

また、医療政策に関わる自治体での計画策定において、国の政策意図に応じた計画立案と実践でなければ、交付金を獲得することができないなどの事態を招くことがあります。そのため、あらかじめ国から示された内容で、粛々と実行する計画のみを自治体は立案しなければなりません。地域の実態に応じていない画一的な内容だとわかっていても、実行しなければならないのは苦渋の決断です。近年は医療や介護などをめぐって、地方統制が強化されているため、自治体の裁量部分が狭くなっています。国民健康保険や介護保険において、インセンティブ（誘導型報奨）の政策手法も新たに展開されており、いっそうその傾向は強まっていると考えるのが妥当です。

地域・自治体からの声が反映されるような計画立案であるかどうか、という観点も重要です。2018年度からは都道府県に医療費抑制の「管制塔」の役割を担わせるなど、新たな公的医療費抑制策が計画され、展開されています。以前よりもまして、地域・自治体の理解と積極的な参加を得ることができる計画立案が求められています。

近年、推進してきた地域医療構想や地域包括ケアシステムの構築など、地域に理解を得ることが重要となる政策が展開されていることからも、その重要性は高まっています。

11　地域医療構想による提供体制の再編

先述した通り、地域医療構想とは、2014年の医療介護総合確保推進法によって制度化され、2016年度中にすべての都道府県において策定された、入院できる病床数を各地で管理する計画の1つです。2025年における医療提供体制のあるべき姿を描いたものが地域医療構想です。2018年4月からスタートした第7次医療計画の一部となっています。地域医療構想は機能別での病床数を管理するもので、そのために使われるのは、各医療機関が厚生労働省に機能別の病床（現状と今後の方向）を報告する病床機能報告制度です。

地域医療構想は、各都道府県内の2次医療圏を原則とした全国339構想区域で、「必要病床数」を算出しています。この「必要病床数」は地域の病床数を管理する手段としてだけでなく、「医師需給推計」や「看護師需給推計」にも連動しています。424の公立・公的病院の名指しリスト公表により、病院の再編統合を進めることで医師など人員体制の集約が図られ、いわゆる「三位一体」の改革の推進へとつなげていくねらいがあるということになります。

こうした地域医療構想にもとづく医療提供体制の再編策は、公立・公的病院の病床を再編・統合や機能転換などによって縮小する計画です。現時点でも政策転換は図られていません。むしろコロナ禍においても従来の政策を継続し、発展させるための予算措置が講じられています。

医療崩壊がなぜ起きているのか、医療現場で起きている諸課題をふまえて、これまでの医療政策の計画に問題はなかったのかどうかを少なくとも検証する必要があります。

地域医療構想は病床だけでなく、医療提供体制における人員体制の抑制にも連動する政策です。「地域医療構想」「医師偏在対策」「医師・医療従事者の働き方改革」を「三位一体」で推進するとしており、医師配置の均てん化・抑制を進め、地域に必要な医療提供体制の充実を図るものではないことが明らかです。

12 「三位一体」の改革

地域医療構想は、単に各地で入院できる病床数をコントロールするという話にとどまりません。地域医療構想は2025年までに実現するとしており、「医師・医療従事者の働き方改革」「医師偏在対策」とともに「三位一体」で推進し、2040年の医療提供体制を見据えた改革として位置づけています。

実際に、全国424の公立・公的病院の名指しリスト公表によって、厚生労働省が再検証を要請した内容は「分析項目等に係る診療科の増減やそれぞれの診療科で提供する内容の変更」と「医師や医療専門職等の配置等についての検討」が想定されるとしています。

今回の政策的な意図は病院の再編統合、ダウンサイジング、機能転換などとともに、医師をはじめとする医療従事者の集約化にあるといえます。ここに、「三位一体」の改革として地域医療構想だけでなく、医師の働き方改革と医師偏在対策を連動させて、医師の配置や診療機能の検討を図るべきというものです。

医師の長時間労働の常態化は、確かに早急に改善を図るべき問題です。ところが、今回の医師の働き方改革は2024年から始まる医師の残業規制強化を手段に、提供体制の再編を図るという内容です。提供体制の再編に主眼が置かれ、医師の長時間労働への規制をするよりも、長時間労働を合法化する働き方改革といえる内容です。

公的医療費抑制として、そもそも医師数をこれまで抑制し続けたために、医師数が絶対的に不足し、医師の長時間労働が常態化していることに着目すべきです。

「三位一体」の改革手法の1つ、医師偏在対策は都道府県が策定した「医師確保計画」が中心となります。厚生労働省が「医師少数」と認める区域には医師を呼び込む施策ですが、全体としては医師増員を抑制する内容が基調となっています。

こうした「三位一体」の改革は、地域に必要な医療提供体制の充実を図るものではなく、医師の長時間労働の常態化を解消するものでもありません。公的医療費抑制のため「都道府県間の1人当たりの医療費の地域差」を解消すべく、病床の効率的再編・削減、医師配置の均てん化・抑制を進めることに主眼があります。

今回の424病院の名指しリスト公表による再検証の要請は「三位一体」の改革の一環であり、地方の医師不足や医師偏在をさらに深刻化させる可能性が高いものです。働き方改革で労働時間を規制すれば、医師需要は増加することになります。ところが、医師偏在の是正を中心にした医師確保計画で、医師数増員どころか医師養成数の減少を図ろうとする計画です。

地域医療構想は、各都道府県内の2次医療圏を原則とした全国339構想区域で、「必要病床数」を算出しています。この「必要病床数」は地域の病床数を管理する手段としてだけでなく、実は「医師需給推計」や「看護師需給推計」にも連動させるものです。今回の名指しリスト公表により、病院の再編統合を進めることで医師など人員体制の集約が図られ、「三位一体」の改革の推進へとつなげていくねらいがあるといえます。

13　供給抑制策と新たな段階

日本の医療保障は公的医療保険における皆保険体制と、医療提供体制の2つを通じて実践されています。この2つを連動させ、都道府県に責任を持たせる新たな公的医療費抑制の仕組みが先述の通り、2018年度から始まっています。

都道府県に、地域医療構想などを通じて医療提供体制の管理責任（供給量の調節）を負わせるとともに、国民健康保険の保険者として運営責任を持たせることとなりました。医療費の支出目標にあわせた医療保障のあり方への転換です。都道府県は２０１８年度から新たに国保の保険者となっています（拙稿「公立病院と地域づくり」『いま地域医療で何が起きているのか』旬報社、２０１８年を参照）。

都道府県は「地域医療構想」を策定し医療の供給量の調節を行いながら、「医療費適正化計画」において医療費水準の目標設定が求められることになります。いわば、医療費の支出目標に合わせた医療保障のあり方の追求です。

医療や介護のニーズに応じた医療・介護提供体制の整備が必要であるにもかかわらず、費用抑制策に応じて供給量を調節し、供給量に応じて需要（医療や介護のニーズ）を調節することを可能にするものです。公的医療保険の給付対象を狭くすることにも連動する可能性があります。

都道府県には地域医療構想を通じて、公的医療費抑制の新たな段階を担う責任を持たせています。地域医療構想という政策手法の登場に至るまで、公的医療費抑制策として１９８０年代以降、病床再編などの供給体制の再編が進められてきました。

「川上から川下へ」「医療から介護へ」「入院から在宅・地域へ」などの用語に象徴される内容です。「川上」の部分に該当する「地域医療構想」は２０１６年度末までに各都道府県で策定されました。そして、市町村には「川下」部分として「地域包括ケアシステム」構築が求められ、在宅医療・介護の体制づくりが急務となっています。なお、この「地域包括ケアシステム」の範囲は以前より拡大する傾向を見ることができます。

14　地域包括ケアシステムの構築と連動

これまで述べてきたように、地域医療構想は医療供給体制の再編の象徴です。そして、地域医療構想と法的にもワンセットとなっているのが地域での医療・介護の受け皿づくりを意味する地域包括ケアシステムの構築です。

「地域医療構想策定ガイドライン」（2015年3月31日策定）によれば、「効率的かつ質の高い医療提供体制を構築するとともに、地域包括ケアシステムを構築することを通じ、地域における医療及び介護の総合的な確保を推進するため、医療法をはじめとする関係法律について所要の整備等を行うものとされ、この中で医療計画の一部として『地域医療構想』が位置付けられるとともに、その実現を目的に『協議の場』を構想区域ごとに設置する」（一部省略）こととなった背景があります。

したがって、地域医療構想を把握するには、地域包括ケアシステムの構築に関する内容まで理解を進める必要があります。

地域医療構想や公立・公的病院424病院の公表リストといった病床削減に焦点が当てられる傾向にあります。ただ、病床削減や病床転換、機能分化を構想するだけでなく、実際には在宅医療・

介護の体制づくり、各地で地域包括ケアシステムの体制づくりが喫緊の課題となっています。退院した患者・地域住民の行き先がなければ、安心して暮らすことができません。

また、自らが望む人生の最終段階の医療・介護等について、事前に話し合って共有する「アドバンス・ケア・プランニング（ＡＣＰ）」の普及も、こうした政策的な意図が反映した体制づくりの一環として進められていることも指摘しておきたいと思います。

地域包括ケアシステムを構築するためには、医療・介護従事者・地域住民・自治体職員といった方々が地域の医療保障・介護保障に関する共通認識を図り、将来像を描いていくことが重要となります。そのためには相当な時間を要します。多職種連携を進めることも鍵です。そして、各地で関係者が様々な場で会議等を重ねて奮闘されているところに行われたのが、公立・公的４２４病院の名指しリスト公表であったため、大きな衝撃を与えることとなりました。

地域医療構想も地域包括ケアシステムもそれぞれ、地域の実情を反映したものを地域でつくり上げていくことが重要です。公立・公的４２４病院の名指しリスト公表のように、国から一方的に指示され、再編統合を強制ではないとしながら期限が設定されるような内容では、医療従事者、地域住民、地方自治体の意思や実情を反映することができません。

そのためには地方自治、そして住民自治の観点で地域医療構想、地域包括ケアシステムをとらえ、地域から実情を反映した中身につくり変えていくことが重要です。

15　コロナ禍における評価・見直し

コロナ禍において、地域医療構想や地域包括ケアシステムの構築については、これまでの計画を検証し評価する作業工程が必要となります。計画段階では想定していなかった事象が生じているからこそ、いったん計画を中止したうえで検証することが重要だと思われます。

特に、地域医療構想や公立・公的424病院の再編統合策等については、新型コロナウイルス感染症対策としての医療供給体制の構築に直結するものです。地域で合意形成が図られ、すでに実践されている場合を除いては、これらの計画は一度、凍結した上で、地域で議論し評価し直すことが求められます。

そもそも、公立・公的424病院の名指しリストの公表という手法については、全国の自治体63%が「不満」「やや不満」と回答し、「妥当」「おおむね妥当」は12%にとどまっていました（『共同通信』アンケート調査、2020年2月2日報道）。地域住民の不安を煽るような内容や、地域での議論や合意を尊重する姿勢が感じられない政策手法への疑問の声が、自治体から出されたものと理解できます。

にもかかわらず、この公立・公的病院の再編策は現時点でも継続しているのはなぜでしょうか。さらに、病床削減策についてはコロナ禍の中で、昨年度よりも予算が倍増しています。ＰＤＣＡサイクルで、行政が最も苦手な評価が正確になされていれば、判断は異なる可能性もあるのではないでしょうか。もちろん、全国画一的にではなく、地域の実情に応じた評価がなされる必要があります。行政の都合に応じて評価をせずに、計画通りに邁進するのであれば、ＰＤＣＡサイクルはより形骸化することになります。

地域医療構想も地域包括ケアシステムもそれぞれ、地域の実情を反映したものを地域でつくり上げていくことが重要です。そのためには当初の計画段階から提唱されてきた「川上から川下へ」「医療から介護へ」「入院から在宅・地域へ」という一方通行のケアではなく、医療や介護、在宅等を行き来できる地域包括ケアシステムを構築することが求められます。各地での様々な地域包括ケアの実践をふまえて、新たに評価・見直しを図り、計画立案の練り直しへと進める必要があるといえます。

おわりに〜公的医療費抑制策の転換へ〜

コロナ禍で露呈した脆弱な医療供給体制の改善を図るには、医療崩壊の主因である公的医療費抑制策の転換、ならびに保健所をはじめとする公衆衛生機能の強化を図る必要があります。コロナ禍において公的医療費抑制策を転換し、人々の命と健康、暮らしが何よりも大事にされる社会へと大きく転換していく契機にすべきではないでしょうか。生存権、健康権が保障され、実感できる社会づくりが求められます。

政策動向を検証する際には、安倍元首相、そして菅前首相が何度も述べてきたように、国民の命と暮らしを守る方向で、政策形成がなされてきたかどうかを評価し、見直し、部分的な修正、路線変更を実施していく必要があります。その中で、具体的には在宅医療、在宅介護の体制は不十分であるにもかかわらず、病床を削減するという一方向でのコントロールによる公的医療費抑制策を急ぐ必要があるのかどうか、といった事象を検証しなければなりません。

公的医療費抑制策については、病床だけでなく人員体制も含めた提供体制の見直しが喫緊の課題です。医療従事者をはじめ介護や社会福祉の現場で働く人々の懸命な努力が続けられている今、私たちの受療権や健康権、生存権を保障する担い手の人員体制に目を向け、政策の部分的修正を加えていくことが重要となります。

これまで新自由主義的改革、そして公的医療費抑制策の継続により、感染症病床は削減され、保健所も削減され（1992年には852カ所あったものが2020年には469カ所に減少）、医療供給体制のみならず公衆衛生をも弱体化させてきました。

コロナ禍の現況をふまえれば、地域医療構想の病床削減計画の実現を急ぐのではなく、「薄氷を踏む状態」となっている医療現場の改善に向けた取り組みが喫緊の課題です。

人材不足が常態化している医療現場の疲弊は、コロナ禍によって加速しています。これ以上の医療崩壊とならないようにしなければなりません。

コロナ禍を機に、公的医療費抑制策の転換をはじめ、「薄氷を踏む状態」が少しでも改善する方向へと歩みを進めたいところです。

また、地域経済と医療保障について、『平成22年版厚生労働白書』が述べているように、社会保障は地域経済の良い循環をつくり出し、新たな雇用を生み出すことが期待できる分野といえます。

医療機関は地域にとって医療提供の場というだけでなく、地域経済の重要な拠点としても認識しなければなりません。地域医療構想などによって供給抑制を図ることは、地域経済へ影響し、地域の疲弊につながることになってしまいます。もちろん、地域住民の医療需要や介護需要への対応にも直結します。地域経済の良い循環をつくり出すことができる重要な拠点が公立・公的病院などの医療機関であるという認識を持つべきでしょう。そのような地域づくりの観点からの評価なども加えながら、地域の実情に応じたものを構築することが求められています。

2 地域住民のいのちを守る砦としての自治体病院に

千葉県からの報告・新型コロナウイルス対応での自治体病院の役割発揮と課題も明らかに

長平　弘

1　新自由主義の破綻が明らかに

新型コロナウイルス感染症の世界的大流行、日本でも東京を中心に全国に急拡大し、感染の爆発的拡大の危険が生まれ、各地で医療がひっ迫し、医療崩壊が叫ばれるなど、かつて経験したことのない困難を多くの国民が経験してきました。

本年10月以降、新規感染者数が減少傾向に転じていますが、一方で「第6波の再来も」と危惧されるなど余談を許すことはできません。

とりわけ感染が拡大し「医療崩壊」の危機に直面しているその背景には、1980年代後半からの新自由主義にもとづく効率優先の医療提供体制の再編や、医師・看護師をはじめとした医療従事者の抑制政策、そして感染症対策の要としての保健所を減らしてきた日本の医療・社会保障政策と同時に、千葉県ではこれに追随し、不要不急の大型公共事業、「税金のムダ使い」の一方で県民の医療を後回しにしてきた歴代自民党県政があります。

加えて2016年からの医療費削減を最大の目的にした高度急性期病床の削減をはじめとした「地域医療構想」、その調整弁としてのいわゆる「424問題」（名指しによる公立病院の再編・統合）が医療崩壊にさらに拍車をかけようとしています。

2　国家権力で公立・自治体病院の再編を加速した前安倍・菅政権

そのことが医療現場に多大な混乱と苦難をもたらし、県民のいのちを危うくしていると言っても過言ではありません。にも関わらず新型コロナ対策でも無為無策、後手後手の前菅政権は、2020年の国会で医療法を改正（悪）し、「病床削減の医療機関に財政支援を強化する」など国家権力によって財政面から公立病院の再編を加速させようとするなど真逆の政治を進めたことは許せません。

新型コロナウイルス感染症を経験しての重要な教訓は、これまでの効率優先の医療提供体制の再編や、医師、看護師をはじめとした医療従事者の抑制政策、そして感染症対策の要としての保健所を減らすなど、歴代自民党政権が推し進めてきた日本の医療・社会保障政策を抜本的に見直し、憲法第25条の理念をいかした政策への転換ではないでしょうか。

日本医師会の「日本の医療に関する意識調査」（2020年10月7日発表）によると、新型コロナウイルス感染症の蔓延によって国民の82％が生活不安を感じ、36％が外出の自粛などで精神的不安を感じ、21％が身体に不調をきたしたと答え、コロナ渦が国民生活に多大な影響を及ぼす中で、34％が「医療・保健の重要性を感じるようになった」とも答えています。

こうした中で新型コロナ感染症による死者数が世界各国から比べて比較的低い水準にとどまっているのは、まさに全国の医療関係者や医療従事者の献身的な医療活動の結果ではないでしょうか。

3　医療現場に矛盾広がる公立病院つぶし

こうした中で、私たち、「地域医療と公立病院を守る千葉県民連絡会」は、自治労連千葉県本部と共同して、2020年8月「新型コロナウイルス感染症への対応と課題について」、県立6病院に加え8つの自治体病院を訪問し、懇談を行ってきました。この訪問・懇談を通じて、あらためてコロナ禍のもとでの公立・自治体病院の存在意義と住民に身近な地域で果たしている役割、さらには国の新公立病院改革プランの押し付けと医療現場との矛盾の広がりが明らかとなりました。

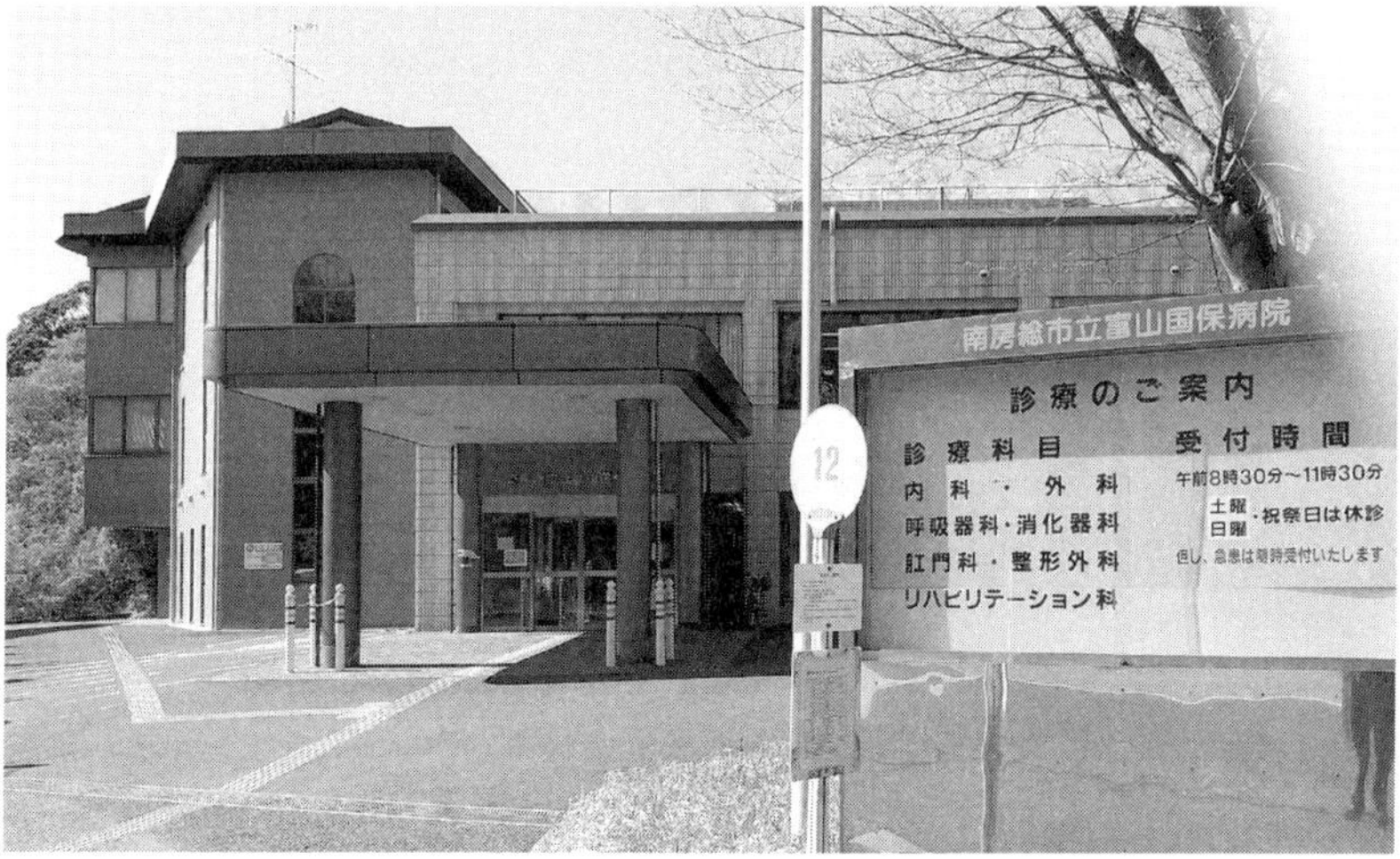
南房総市立富山国保病院
診療のご案内
診療科目
内科・外科
呼吸器科・消化器科
肛門科・整形外科
リハビリテーション科
受付時間
午前8時30分～11時30分
土曜 日曜・祝祭日は休診
但し、急患は随時受付いたします
12

図２−１　南房総市立富山国保病院

出所：著者撮影。

4　コロナ専門病院に特化した富山国保病院

県内の南部に位置する南房総市の丘陵地に南房総市立富山《とみやま》国保病院があります。一般病床47床（地域包括ケア病床）・感染病床4床の合計51床と、在宅医療として訪問診療を担うなど、高齢化率44・2％と高齢化が進む農漁村のまちで、地域になくてはならない病院です。しかし厚生労働省からは前述の「再編・統合」の対象病院とされています。

同病院では２０２０年２月、千葉県からの要請を受け、感染症病床を６床に増床してダイヤモンドプリンセス号内での感染症患者を積極的に受け入れることにしました。「こういう苦難の時に、住民のいのちと健康を守るのが自治体病院の使命である」と病院長と開設者である首長の思いが一致したんです。」と山野井事務長は語ります。

感染症患者を受け入れるにあたっては、陰圧管理を行った上で、一般外来（一部は電話再診による処方管理）や検査、人間ドックは通常通りの対応を行いましたが、すでに入院されていた患者さんについては家族や本人の同意のもとで、近隣の国保鴨川病院、国保鋸南《きょなん》病院、民間の安房郡市医師会立病院に転院して頂き2020年4月以降同年6月までは「新型コロナ感染症患者入院専門病院」として対応をしてきたとのことです。

さらに病院入り口での問診、検温によるトリアージ（緊急度や重症度に応じた診療の優先順位）、発熱がある市民への発熱専用入り口の確保、また「疑い」、「感染者」と対応する医療者等のPPE装着（感染症対策のための個人防護具）で2次感染、院内感染予防にも十分留意して対応してきたのですが、当初はPPEの不足もあり、不安要素も多くあったとのことです。

5　保健所の存在と役割発揮が大きな力に

山野井事務長のお話を伺い、同病院が困難を乗り越え新型コロナウイルスと向き合って地域住民のいのちを守ってきた教訓の1つとして、安房地域医療圏における県の保健所を中心として地元医師会、官・民病院、各行政機関が連携（連携協議会）・調整をしっかり行い、新型コロナウイルスに対する機能・役割分担をお互いに明確にして実践してきたこと、とりわけ県の保健所の存在と役割の発揮、加えて感染症専門医を有する圏域内の亀田総合病院による現場指導・支援などをはじめとして病病、病診連携があったことがあげられます。

2つめには病院長と開設者である首長（南房総市）さんとの間で、「こうした事態のもとで住民のいのちと健康をしっかり守るのが自治体病院の使命である」という点で一致して対応してきたことです。

6　医療現場の思いと住民の願いが統廃合を押し返す力に

3つめには、厚生労働省が「統合・再編」の再検証を求めている中で、「安房地域医療構想調整会議」では、富山国保病院は存続すべきとの結論に達していることです。まさに今回のような新型コロナウイルス対応も含めて、地域住民に身近な病院として、また訪問診療など市民のいのちと健康を守る砦として、日頃における自治体病院としての役割の発揮、そしてなによりも地域住民の願いと世論が国の施策を変えようとしています。

7　PCR検査機器をいち早く導入、ドライブスルー検査態勢も整備した「いすみ医療センター」

県のほぼ中央部に位置し、田園風景が広がる自然豊かな夷隅《いすみ》郡市の中心部にある「いすみ医療センター」は、夷隅郡市の一部事務組合立の病院で、開設者は太田洋《ひろし》いすみ市長です。一般病床70床、地域包括ケア病床22床、療養型病床48床、感染病床4床を有しています。

同病院では国や県のPCR検査態勢が遅々として進まず、住民の健康不安が高まる中、開設者である首長や地元医師会の理解もあり、2020年6月に病院自前でPCR検査機器を購入し、PCR検査室を整備することで約2時間で結果が判明するなど院内における検査体制を確立するとともに、同年7月からは病院敷地内に医師会と共同してドライブスルー検査施設を設置し、希望する市民の検査にも積極的に応えています。

8　感染者は原則入院、コロナ在宅支援センター開設で重症化予防も

また次なる感染拡大を想定し、発熱外来の整備とともに、3階をコロナ専門病棟にして、現状の4床から20床に増床し、軽度者の入院受け入れを行い、中等・重症者については近隣の亀田総合病院に紹介するなど、「感染者は原則入院」という積極的な対応を行っています。

さらに2021年9月には自宅療養者への「コロナ在宅支援センター」を同医療センター内に開設し、初期治療での重症化予防対策に取り組むなど、長期化するであろう新型コロナウイルスへの対応を拡充しています。

しかし1つの病棟を感染症入院患者専用病棟として区分し確保しているために、国からの補助は

1床あたり約1万6千円に対し、実際には約3万円の経費が必要なため病院の負担も大きいと語ります。

9　医業収益減への国の支援策が緊急にもとめられている

今回の訪問・懇談では2020年4月から同年6月の患者動向と病院経営への影響についても伺いました。200床を有するある病院では、前年同月比で外来患者数が22・8％落ち込んだために外来医業収益も21・2％減、入院患者数も13・3％減で同収益も9・7％減とその対策に苦悩しています。同病院では、小児科外来患者の影響が大きいといいます。減収補填について、自治体からの繰り入れにも限界があり、すでに県を通じて国の直接支援を要望したと語ります。

民間の病院でも廃院の危機や減収対策として、残念ながら一時金（ボーナス）の未支給や減額が余儀なくされています。県内の自治体病院でも基本賃金の引き下げ提案が出されるなど、折しもコロナ禍の中で医師や看護師の離職を助長しかねない事態が進行しつつあります。

訪問先の多くの病院から「国はスピード感をもって直接の支援策を」の声が強まっています。コロナ禍の中、医療崩壊という危機を招かないように、また医療機関や医療者が安心してその役割が果たせるようにするためにも国の一刻も早い「直接支援」をもとめるものです。

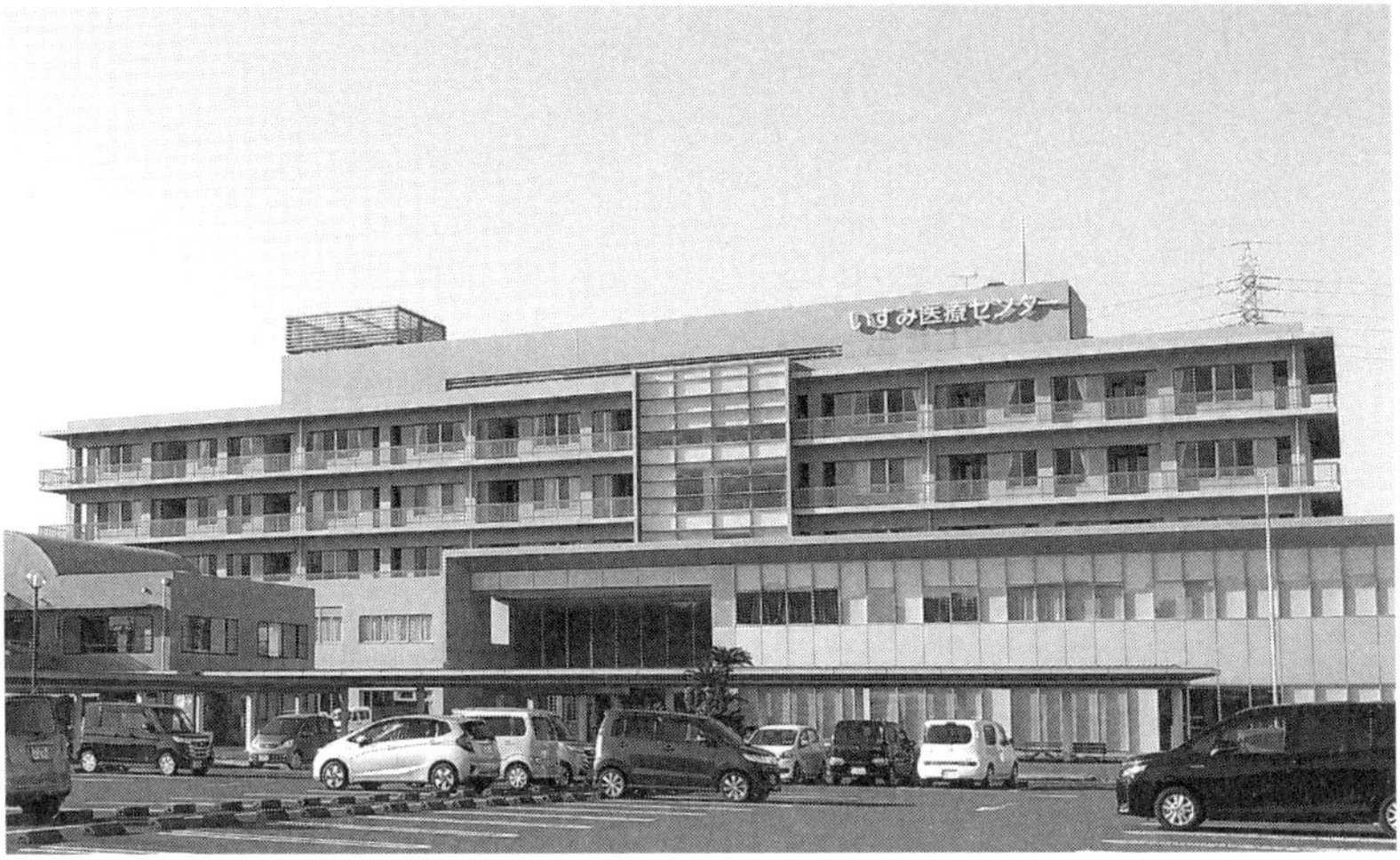

図 2－2　いすみ医療センター

出所：著者撮影。

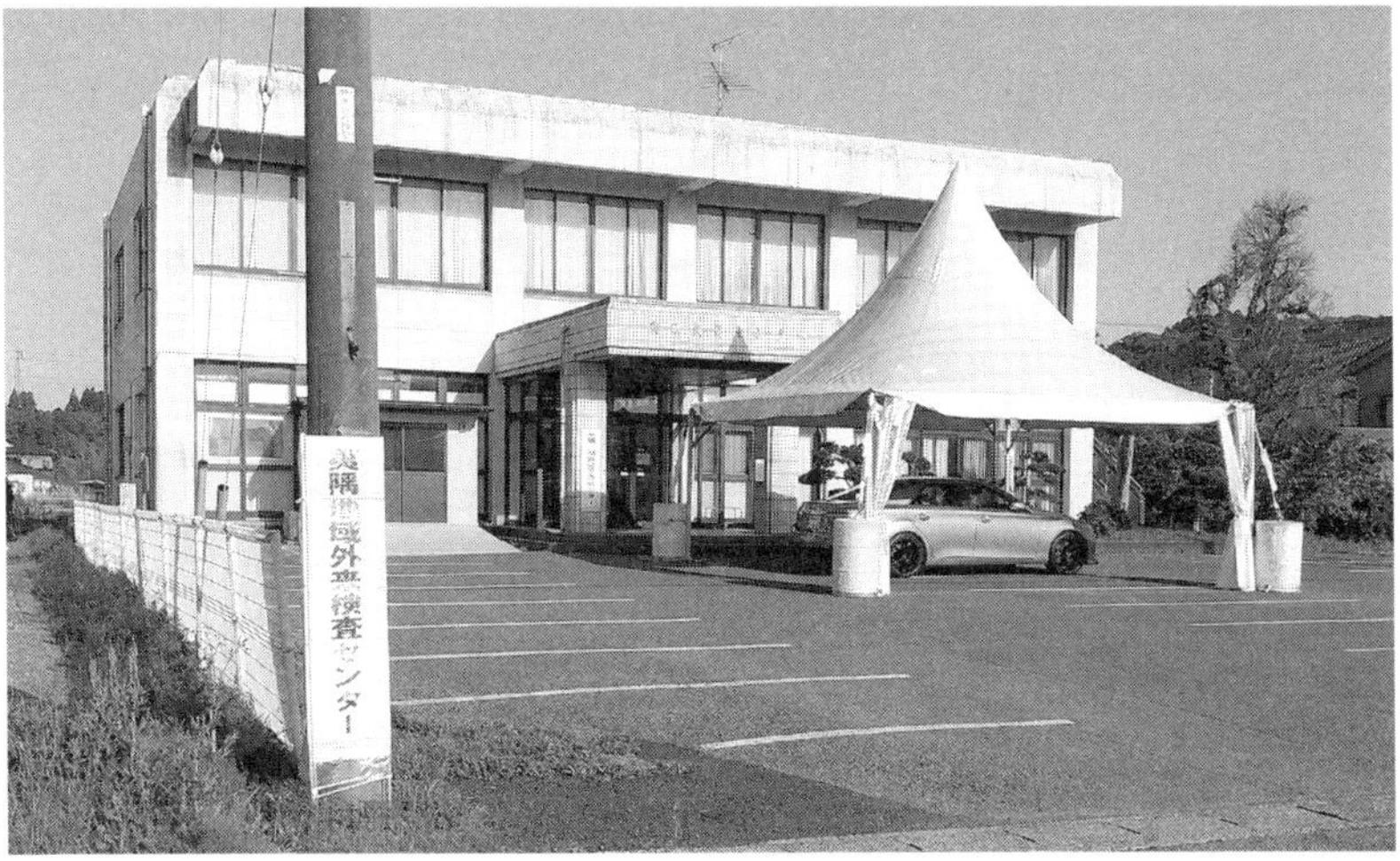

図 2－3　夷隅地域外来検査センター（ドライブスルー検査施設）

出所：著者撮影。

10　町民の世論と町議会が奮闘し国に意見書提出

成田国際空港の南に位置する多古町。人口1万4120人（2021年10月1日現在）ですが、3ゼロ施策（乳幼児医療費・学校給食費無償、待機児ゼロ）を掲げ、子育て安心の街づくりで若い世代の定住などに取り組んでいます。

町の中心部に町立国保多古中央病院がありますが、この病院も厚生労働省の424病院の1つとなっています。2019年の台風災害では長期間に渡る停電が余儀なくされました。こうした中で病院医療者と町職員、消防団（自衛消防組織）などが協力して、町内のひとり暮らし高齢者宅をすべて訪問し、安否確認とともに健康管理を行ってきました。

そして2020年4月には町民の切実な願いが実現し、同病院敷地内に「病児保育所」がオープンしました。また病院には居宅介護支援事業所、療養型病床、デイサービスセンター、訪問看護ステーションが併設され、町民の医療と介護ニーズに応える病院として親しまれ期待されるなど、先駆的な施策が町当局と町議会が力を合わせて取り組んでいます。

2020年3月の町議会では厚生労働省の「424病院」からの除外と、「国保多古中央病院の存続・充実をもとめる意見書」が全会一致で採択されています。国はそれぞれの自治体病院が存在し、そこで活動している歴史的な背景や今日的に果たしている役割を尊重し、とりわけ少子高齢化が進む地方にあって、街づくりの1つとして自治体病院を位置づけ、持続可能な地域づくりにこそ支援すべきではないでしょうか。

国は「424病院の再検証」期限の延期ではなく、白紙撤回をしコロナ禍の経験を教訓にして公的・公立病院の存続・充実をはかることをもとめるものです。

11 国の「公立病院改革」を先取りする千葉県政

総務省は不採算医療を担っている公立、公的病院に対して経営効率優先を旗印に、民営化手法の導入や民営化、統廃合などを柱とした「公立病院改革ガイドライン」を2007年に示し、その具体的な推進を地方に求めています。千葉県はこれを先取りして2004年に「県立病院の将来構想」を発表し、「県が担うべきは高度専門医療であり、地域の医療は地域（市町村等）で」とした上で、千葉県救急医療センター（千葉市美浜区）、千葉県こども病院（千葉市緑区）、千葉県循環器病センター（市原市鶴舞）など5つの高度専門病院を1つに統合し、また地域医療を担っている県立佐原、東金、鶴舞病院を廃止するとしました。

しかしいずれの病院も利用者や地元住民の広範な運動、地元自治体からの反発などにより断念せざるを得なくなりました。しかし東金病院だけは強引に廃止し、地元の東金市・九十九里町を設立団体とする地方独立行政法人・東千葉メディカルセンターが開設されました。しかし県は医師・看護師不足等から予定した開床が出来ないことによる経営赤字（影響額）に対して30億円、施設整備補助金85億6千万円と併せて115億6千万円の負担を行わざるを得なくなっています。こうした県の赤字補填も粘り強い「山武地域の医療をよくする会」などの住民運動の結果です。

これに無反省な千葉県は、2021年3月県議会で医師不足を「口実」に県立佐原病院の病床を243床から199床に44床削減し、急性期医療を後退させ療養型にシフトさせる議案を唐突に可決成立させてしまいました。地域住民は産婦人科の復活や脳外科などの急性期医療の充実を求めている中での暴挙です。早晩に矛盾が噴出することは明らかです。

12　県民のいのちと健康を守る県への五大緊急提言と懇談

地域医療と公立病院を守る県民運動連絡会は、社会保障推進千葉県協議会と共同で本年10月、県に5つの緊急提言を行い、懇談会の準備をしています。提言の柱は①公衆衛生行政を充実し、新型コロナウイルスから県民のいのちと健康を守ること。②新型コロナウイルス感染症対応の教訓を生かし、現状全国最下位水準の医療・介護提供体制の拡充や地域格差の解消をはかること。③医療・介護従事者が誇りを持ち安心して働き続けられる環境づくり施策を進めること。④医療機関への財政支援を拡充すること。⑤県内の自治体病院を県として支援することとなっています。

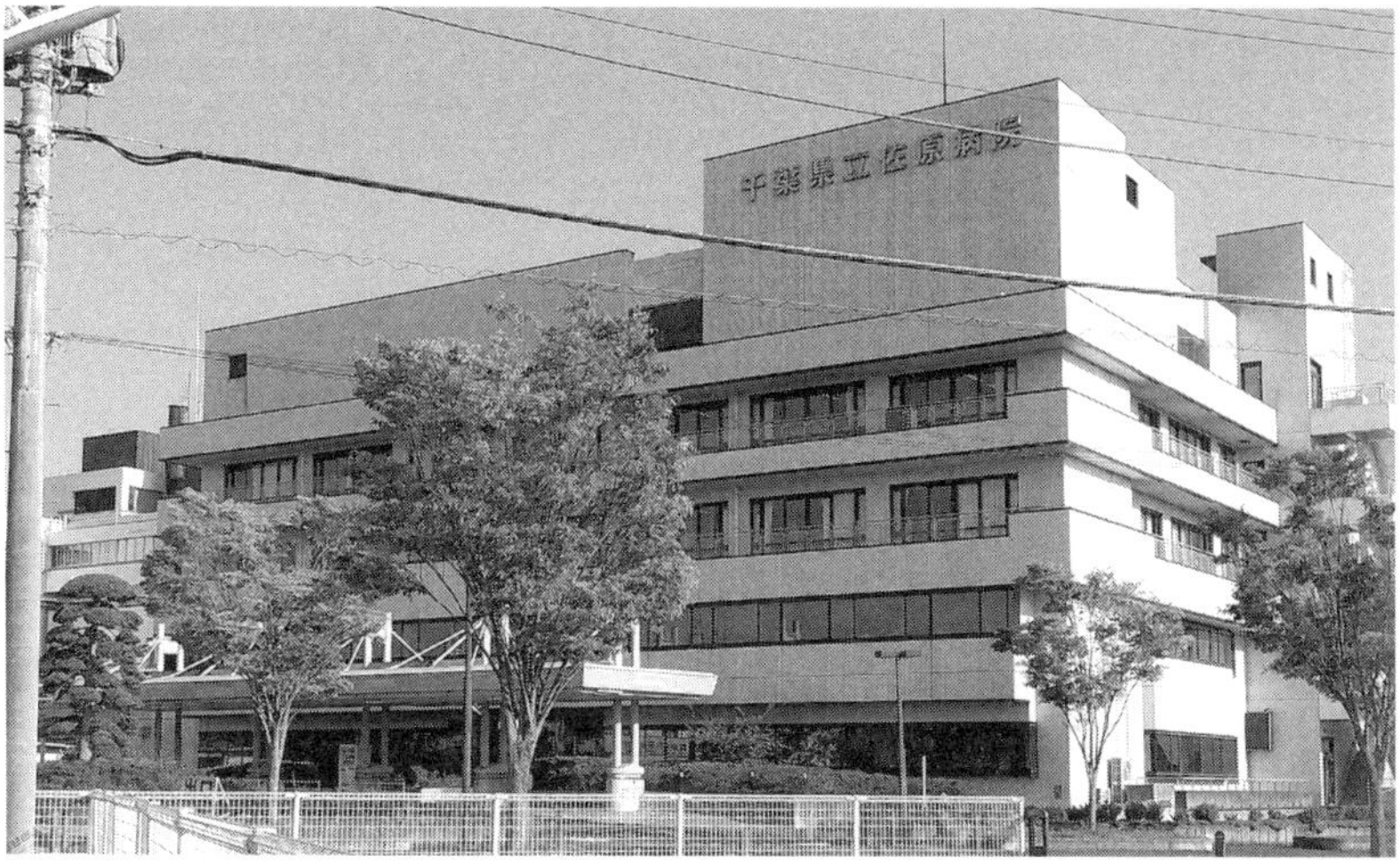

図２－４　千葉県立佐原病院

出所：著者撮影。

13　医療提供体制の拡充で持続可能な地域づくりを

新型コロナウイルス感染症による「医療崩壊」の危機が進行している中、いま求められていることは医療提供体制を拡充し、県民のいのちと健康を守ることが最優先の課題です。

県は県立病院の統廃合計画を白紙に戻し、存続・充実を図ることと国の悪政に毅然と立ち向かい、県内の公立・公的病院の存続・充実、とりわけ少子高齢化の進行で困難を抱えている農村、漁村地域の安全と安心、持続可能なまちづくりの柱に公立・公的病院を位置づけ、市町村への支援策を強めることがもとめられています。

3 新型コロナで鮮明になった医療・介護の現実

鈴木ひとみ

国が自助・互助を前面に医療・社会保障を切り捨ててきた弊害が、コロナ禍で一気に噴出しています。医療・介護現場で直面している実態を報告します。

1 徹底した感染対策

まずは、感染対策の実情から。

感染リスクを避けての受診控えは変わらず、千葉民医連の事業所では外来患者数はコロナ禍以前の2割減程度で推移しています。実際は、医療・介護事業所にはハイリスクな方が参集するので、感染を制御する専門の研修を受けた医師や看護師の指導を受け、徹底した感染対策が取られています。入館前の検温と手指消毒、マスク着用の徹底、待合室の座席の間引きなどは利用した時に気づかれると思います。発熱などの症状がある方は、一人ずつ診察できるよう予約制。直接来院された方や発熱している方は、隔離できるスペースで待っていただきます。条件のある事業所は診察室も発熱患者専用です。マスク着用では十分なケアができない介護事業所は、アクリル板の間仕切りが普通の光景になりました。訪問看護・介護では、訪問先の患者・ご家族に事前の検温とマスク着用をお願いし、ケア時は部屋の換気が必須です。訪問診察など複数のスタッフが同行する際や、複数の利用者が同乗する送迎車では、窓を開けて密閉を回避し車内での会話を控えます。

事業所内の感染対策を強化するだけでなく、ウイルスの持ち込みを回避するため、入院・入所施設での面会制限もその一環です。

これらの感染対策は、本来なら恒常的に取り組まれるべきでしたが、度重なる社会保障の切り捨てで、慢性的な人員不足と、ギリギリの経営が強いられる医療・介護現場では、困難な現状があったことは事実です。

特別な病室を有する感染症指定医療機関は県内に12病院、病床数は60床。結核などの隔離を必要とする患者もいますから圧倒的に不足しており、設備が十分ではない一般の医療機関も受け入れざるを得ません。未知のウイルスと最前線で闘う医療・介護従事者の負担は、はかり知れません。

2　欠かせないメンタルケア

以前はあまり重視されていなかった医療スタッフへのメンタルケアは、今では当たり前のことになりました。セルフケアのための資料配布、定期的な面接・相談窓口の設置などは、どこの医療機関でも取り組まれていると思います。条件のある医療機関ではカウンセラーの配置、メンタルケアチームの編成も行われています。新型コロナの患者を受け入れている医療機関はもちろんですが、それ以外の医療機関でも、受診する方の中に陽性者がいる可能性を想定した対応が求められるため、緊張状態に差はありません。

民医連でも災害支援の経験も踏まえた「セルフケアのための10のヒント」という学習資料を作成し、職場で活用しています。陽性患者を受け入れた船橋二和病院では、精神科医師・保健師などを中心としたメンタルケアチームを立ち上げました。チームでは、新型コロナウイルス感染症への不安を解消するための疾病学習会、ストレスチェックリストの配布、通信の発行、面談によるフォローなど、受け入れ病棟だけでなく職員全体を対象に取り組みました。特に、配慮したのは新入職員です。入社式・オリエンテーション・歓迎会など、初めての社会人生活の緊張を解きほぐす例年の行事がすべて中止になった新入職員が、安心して業務に就けるよう、上司からの声掛けや労いの言葉を大切にしました。

これらは今の医療現場だけの問題ではありません。特殊な環境で専門知識を学んでいる学生の中には「必要な実習や技術研修が出来ないまま卒業することになるのか」「将来、『コロナ時代だからしょうがない』とレッテルを貼られるのでは」と不安を口にする方も見られます。長期的にケアの視点が必要です。

3　社会保障切り捨て、介護に大きなしわ寄せ

それでも医療分野は感染のことを勉強しているスタッフがほとんどですから、なんとかやれたと思います。介護事業所は本当に大変でした。スタッフは当然ですが専門的な感染の勉強をしていません。しかも利用者さんとの密接度は、「排泄」「食事」「リハビリ」…すべて医療より高い密着したケアとなっています。また高齢者は感染すると重篤になりがちですから、現場は不安で一杯です。職員は陽性になると出勤できませんから、施設そのものが成り立たなくなり、行き場のなくなった利用者が生まれます。恐怖心は医療の比ではありません。「もっと続けたかったが感染が怖い」と、介護現場から退いた高齢なヘルパーも一定数見受けられました。

さらにマスクや消毒薬も介護事業所などにはなかなか届きませんでした。行政から「ここなら購入できます」とのリストが送られるだけで、しかも高額です。第1波の最中、千葉市が老健施設を一軒一軒まわって状況を聞き取っていた際、帰りぎわに「市民の方から寄付していただいたマスク

ですけど、ご利用ください」といって、布マスクを50枚ほど置いて行ったそうです。行政は介護事業所には寄付されたものしか回せず、市にあったものは医療機関に優先的に回す方針だった様です。

感染を恐れた利用控えと、感染対策費用の増加で経営が厳しくなっている介護事業所に対して、国は「介護保険の請求を（実際の契約より）2段階上乗せしてよい」と通知しました。利用者の負担を増やす上、同意も必要なため、同じサービスを提供しても料金が異なる矛盾もあり、千葉民医連ではこれまで通りの算定とすることを決めました。社保協のアンケートにも、介護事業所からはとまどいや不満の声が寄せられたことから、「感染対策と財政支援は公の責任」を求めて、取り扱いの撤回を求めて2020年9月県議会に請願提出（結果は否決）。現在は団体署名に取り組んでいます。

自粛生活や受診・利用控えは、様々な問題を引き起こしました。収入が激減した方、解雇された非正規労働者、など無料低額診療事業の申請は増えています。全日本民医連では「コロナ禍を起因とする困窮事例」を集約し、2020年10月に記者発表しました。これらの取り組みがNHK『クローズアップ現代』でも取り上げられ、「メディカル・プア」として社会に問題を投げかけました。経済的問題だけでなく、コロナが不安で鬱になった方、運動できずに歩けなくなる高齢者、これまでボランティアの力を借りてギリギリの生活をしていた方が、ボランティアの自粛で生活が維持できなくなったケースもあります。安倍政権のもとで、介護保険制度が次々と改悪され、軽度者への支援を総合事業でボランティアへ移行した弊害です。こうした実態に、私たちはもっと敏感にならないといけないと感じています。

4　地域医療崩壊の危機

すべての医療機関・介護事業所が直面しているもう一つの大きな問題が経営課題です。医療機関には、他の業種とは比較にならない多額の支援金が支給されています。しかし実態は、感染対策用の施設整備や人件費などの出費分（掛かり増し）と、新型コロナ患者の受け入れのために通常運用が出来なくなった病床や外来診療の補填に限定されています。

実際の医療現場はどうでしょうか？　第1波の2020年5月には、外来収入の3分の1を占める健康診断が1か月間中止という措置が取られました。前述した通り受診抑制は続いています。介護事業所や保険薬局も事情は同じですが、支援金の対象にはなっていません。患者・利用者数の減少はありますが、入館者の発熱チェック、使用した機材や環境の消毒、防護具の着脱など作業量は増えているので、必要経費は減っていません。その上、千葉県では支援金の支給が著しく遅れているという実態もありました。2020年11月25日の厚労省感染症対策推進本部資料では、同年11月16日時点での重点医療機関体制整備事業は、埼玉40件、神奈川7件に対し、千葉は3件、病床確保事業に至っては、埼玉130件、神奈川40件に対し千葉は2件です。もともと診療報酬・介護報酬の削減で、医療・介護の現場の経営はぎりぎりでした。地域の医療・介護が崩壊しかねない現状に、あらゆる医療団体が減収分の補填を求めています。

いのちと健康に直結する医療現場、生活を支える介護現場を守るため、保健所機能を強化した感染対策の徹底、医療・介護事業所への経済的支援が必要です。

5　ワクチン接種の混乱が拍車を

菅首相がオリンピック開催に固執し、「（2021年）7月末までに高齢者のワクチン接種完了」を宣言した中、ワクチンをめぐる混乱は現場を一層疲弊させました。保管方法や配送量は二転三転。殺到する予約に対応しきれないコールセンターや医療機関は、不安な高齢者からの怒りを受け止めざるを得ませんでした。自治体が設置する大規模接種センターも、多くは開業医が輪番で出向いているため、医療従事者は土日返上でワクチン接種に追われています。しかし、「接種がすすんだ」と報道される一方、独居高齢者や聴覚・視覚に障害のある方が、置き去りにされている実態もあります。地域住民の健康と生活への支援など、現場の実態をもとに行政への働きかけを行い、一緒に新型コロナウイルスと闘っていきたいと思います。

第Ⅱ部

コロナ禍の公衆衛生・実態と今後

4　新型コロナと日本の公衆衛生──その特徴と課題

松田亮三

２０１９年末に中国武漢で生じ、世界に広がった新型コロナウイルス感染症（以下、単に新型コロナ感染症と略記）は、日本の公衆衛生と医療の課題を改めて突きつけるものとなりました。本章では、このような新興感染症への備えと対応という点を中心に、公衆衛生の課題を考えます。

1　新興感染症としての新型コロナ感染症

国境を越えて非常に広い地域で疾病が生じることをパンデミックといい、新型コロナ感染症は、まさにグローバルなパンデミックを引き起こしている新興感染症といえます。国際的にみますと、新型コロナ感染症流行の前から、感染症は大きな課題であり、持続可能な開発目標（ＳＧＤｓ）の具体的目標の一つとしても取り上げられてきました（マラリア、ＨＩＶ／エイズ、結核が三大感染症と言われており、さらに「顧みられない熱帯病」という流行地域が比較的限定されているがそこでは影響が大きい疾患への取り組みも行われてきました）。

特に、HIV感染症に国際社会が直面した1980年代には、新たな感染症への警戒が改めて唱えられ、1990年代以降は新興感染症の概念が提唱され、その対策が取り組まれてきました（渡邉春雄「感染症の世界的動向と対応」『モダンメディア』61巻11号、2015年）。新型コロナウイルス感染症は、この新興感染症の一つにあたるものです。

表4－1　新興感染症の背景にある13の要因

微生物の環境への適合と変化
人の感染感受性（易感染性）
気象と天候
エコシステムの変化
人口と行動の変化
経済発展と土地使用
国際的な旅行と商取引
技術と産業
公衆衛生施策の崩壊
貧困と社会的不平等
戦争と飢餓
政治的意思の欠如
危害の意図

出所：Mark S. Smolinski, et al. eds. Committee on Emerging Microbial Threats to Health in the 21st Century (2003) Microbial Threats to Health. National Academies Press、第3章、から著者作成。

世界保健機関（WHO）が2015年に開催した公衆衛生上重要な病原体の研究開発をめぐる専門家会合では、SARSなど新たに生じうる病原性の高いコロナウイルス感染症を、重点的に研究開発すべき疾病の一つとしていました。今回の流行は、まさに危惧されていた問題が生じてしまったわけです。なお、新興感染症の流行は、気象等の要因、エコロジカルな要因、遺伝・生物学的な要因、社会・政治・経済要因が複雑に絡み合い、ヒトと微生物の関係が変化する中で生じていると考えられており、米国の権威ある学術組織はそれらを13にまとめています（表4－1）。

世界保健機関は、各国が遵守すべき国際保健規則を改訂し、国際的な公衆衛生上の脅威となりうる事象についての報告義務の導入やサーベイランス体制の強化などの取り組みを行ってきました。日本では、原因不明の感染症などの健康危機に対する事前対応の整備が盛り込まれた「感染症の予防および感染症の患者に対する医療に関する法律」（感染症法）が１９９８年に成立し、感染症発生動向調査体制の法制化などの体制が構築されてきました（厚生労働省健康局結核感染症課監修『詳解　感染症の予防及び感染症の患者に対する医療に関する法律四訂版』中央法規、２０１６年）。ただし、この法律は、社会生活への広範な介入を行うためのものではなく、そのことが後のインフルエンザ等対策特別措置法の制定につながっています。

グローバル情報化社会におけるパンデミック

今回の流行では、感染状況が迅速にグローバルに共有されているのが特徴です。冒頭で述べたように、世界の各地で新型コロナ感染症は流行していますが、これは人類史的に見て例外的な現象というわけではなく、サンドラ・ヘンペル著『ビジュアル　パデミック・マップ　伝染病の起源・拡大・根絶の歴史』（日経ナショナルジオグラフィック社、２０２０年）では、ジフテリア、麻疹、コレラ、マラリア、ジカ熱、ＨＩＶ／エイズなど、20疾患が取り上げられています。

最近流行した新興感染症としては、２００２年のＳＡＲＳ、２００９年の新型インフルエンザ、２０１４年のエボラ出血熱の流行があげられますが、今回の規模での世界的流行は、おそらく１９１８―19年の「スペイン風邪」以来のことです。ただ、当時と今とでは、かなり状況がことなります。

グローバルに情報化が進んだ現代では、流行の状況とそれへの対応は迅速に社会で共有されるようになっています。

パンデミックとともに、パンデミックへの対応にも、多くの検討すべき課題があります。オリンピックというグローバル・イベントの開催、国際関係上の思惑も絡みあい、新型コロナ感染症は、早い時期から政治的な駆け引きの材料として浮上しました。一方で、性状が不明なウイルスに対する不安は、さまざまなネット上での言説を生み出し、正しいかどうかが分からない情報が急速に広がるインフォデミックという言葉も用いられています。さらには、市民による行き過ぎた監視とでもいうべき行動も出現しました。

2　新興感染症への備えの枠組み

新興感染症への危惧の高まりとともに、各種の対策を的確に実施するために、法的な枠組みや対応していくため人員や仕組みを作っておく、公衆衛生上の備えを行っておくことが重要という認識が広まりました。なお、「備え」という言葉は災害対策での議論で聞かれることが多く、公衆衛生分野では健康危機管理という言い方もされています。

公衆衛生上の備えとは

新型コロナ感染症への公衆衛生上の対策には、3密を避けるなどの感染回避に向けた住民への行動変化の要請、発生した人の把握と情報の集約、積極的疫学調査、公共施設等における予防措置の実施、国内移動の制限の要請、出入国の制限及び規制、医療の確保、など、多くの事項が含まれます。こうした取り組みは、これまで構築されてきた備えにより開始され、状況の進展や新たな知識の獲得をふまえて、展開されてきているといえましょう。公衆衛生上の備えと対応力が問われてきたともいえます。

米国・疾病対策センター（CDC）は、州や関係機関が備えるための態勢として15の点検項目をあげています（表4－2）。ここで言われているすべての事項について、これまで対応が迫られてきたといえます。注意しておくべきなのは、備えは行政だけで完結するのではなく、医療機関やさまざまな関係者を含めた地域社会としての備えを行っていくことが構想されていることです。

日本での新興感染症への備え、その枠組み

新興感染症への備えは20世紀末から、健康危機管理という文脈で議論されてきましたが、今日から振り返りますと2系統の政策に注目することが重要です。

まず、感染症に対して情報集約を行い適切な対応を行っていく枠組みを確立していく政策です。

表4－2　公衆衛生上の備えと対応力について―点検の視点

1	地域社会としての備える力（想定する状況の共有や、連携体制など）
2	地域社会としての回復力（利用できる資源の同定や必要の把握など）
3	緊急事態対応の調整力
4	緊急事態に際して情報提供と警告を行う力
5	亡くなった方への対処を行う力
6	情報を共有する力
7	非常に多くの人々に対応しケアを行うようにする力
8	医療対応を編成し実施する力
9	医療物資の管理と配布を行う力
10	通常体制では対応できない急激な医療の必要性に対応する力
11	行動の変化などの薬とは別の介入を行う力
12	公衆衛生検査を実施する力
13	公衆衛生的な全体状況の把握（サーベイランス）と疫学調査を行う力
14	対応に関わる人々の健康と安全を守る力
15	ボランティア活動との調整にあたる力

注：出典の記載をもとに、各視点の内容が理解しやすいように補足したものを筆者が作成した。なお、ここでの公衆衛生上の備えには、感染症だけでなく、災害など幅広く健康に有害な事象が生じた場合に公衆衛生的観点から実施する内容が含まれている。

出典：Centers for Disease Control and Prevention (CDC). (2018). Public Health Emergency Preparedness and Response Capabilities. Atlanta, GA: U.S. Department of Health and Human Services.

大まかにいって、国内での感染症対策の枠組みは感染症法が定め、動植物を含めた国際移動に関わる感染対策は検疫法が定めています。ただし、これらは公衆衛生上の対策にとどまっており、今回のパンデミックのように社会・経済に広範に影響を及ぼす場合に、人々への行動の変化や事業者による予防的措置を強く呼びかけることを含むものではありません。

そうした対策は、２００９年の新型インフルエンザ流行を受け、２０１２年に成立した新型インフルエンザ等対策特措法により盛り込まれました（齋藤智也「2009年のパンデミックから10年の歩み」岡部信彦他編『新型インフルエンザパンデミックに日本はいかに立ち向かってきたか』南山堂、2020年、142—155頁）。これにより、すでに国が作成していた行動計画の法的根拠が明確にされ、地方自治体の計画も作成されました。

なお、特措法は新型インフルエンザだけでなく、新興感染症への対応も行えるものでしたが、政府は、新型コロナ感染症を、当初、既知の感染症が重大な影響を及ぼす際に適用される「指定感染症」として指定したためか、直ちに新感染症としては扱わず、法改正を行って同法の適用対象としました。

「新型インフルエンザ等対策政府行動計画」（閣議決定事項、何回かの改訂を経て、2019年9月のものが最新）では、感染拡大の抑制と健康保護という目的と生活・経済への影響の最小化という、現在進行中でもある難しい目的が設定されました。ただ、前者に絞れば、感染拡大を抑制し、流行のピークを遅らせ、医療への負荷を減らしつつ、適切な医療を実施するという基本戦略が示されました。そして、流行の状況に応じて、未発生期、海外発生期、国内発生早期、国内感染期、小康期、再燃期という区分を設け、それぞれの時期における対応すべき事項—例えば「帰国者・接触者相談センター」—が幅広く示されています。

この計画では未知の新感染症にも対応できるように柔軟性が重視されており、このような大枠の備えができていたので、課題は残しつつも、新型コロナに対する全国的な対応が迅速に実施されたといえます。

とはいえ、ここにも課題があることが指摘されていました。２０１８年に国際保健規則により他国の専門家を招いて行われた評価では、日本の備えは総じて高く評価されていたものの、協調のとれたリスク・コミュニケーション、地域での公衆衛生人材確保と実地疫学専門家養成コースの拡大、危機対応を実施する部局の常設化とスタッフ等の適切な配置、健康危機に際しての部局間調整の精緻化、などの課題が指摘されていました（WHO 2018 Joint External Evaluation of IHR Core Capacities of Japan）。

また、日本公衆衛生学会公衆衛生モニタリング・レポート委員会の産学官危機管理調整システム普及サブグループは、健康危機管理の実務の検討を行い、大規模な事例に関する客観的な記述・評価、個別分野を超えた相互連携や全体俯瞰、健康危機管理従業者に対する安全配慮、学術機関の関与の法令上の位置づけの明確化などの課題をあげています（古屋好美他「わが国における健康危機管理の実務の現状と課題」『日本公衆衛生雑誌』67巻、４９３―５００頁、２０２０年）。

3　持続可能な地方保健行政に向けて

感染症対策においては、経過観察と治療への接続などに関わる実務とともに、感染防止に向けた環境と行動の修正など専門的知識を分かりやすく普及していくことが重要です。また、感染症の性状によっては強制力を伴う隔離・入院の措置が迫られるかもしれません。住民へのサービスと規制という両方の側面のある感染症対策の性質を理解し、感染症そのものへの専門的知識を備えたスタッフと、必要な検査や情報分析を行うための設備を各地域に備えておくことが重要となります。これは、感染症対策に向けた保健所、地方衛生研究所を含めた地方保健行政のあり方の課題ということができます。

地域保健の枠組みの転換と感染症への対策基盤の脆弱化

まず、これまでの地方保健行政について、歴史的な経緯を手短に振り返っておきましょう。戦後の地方保健行政は、結核などの感染症対策、母子保健、栄養指導等を推進する拠点である保健所―都道府県と大都市で設置―を軸に展開されました。保健所には医師をはじめとした専門職が配置され、公衆衛生に関する専門的知識をアップデートしながら、公衆衛生を向上する諸事業を実施してきました。

乳児死亡率や死亡にいたる感染症が減少する中で、20世紀末には保健所を含めた地方保健行政が再編され、母子保健や健康増進等の身近で頻度の高いサービスは市町村で実施し、都道府県が設置する保健所は、一部の領域を除いて、連絡調整、情報収集・分析、市町村への指導・支援等の、いわば後方的な業務を担当することとなりました。同時に、人口10万人に1か所という保健所設置の目途が、原則として二次医療圏（医療計画のために設けられている行政区域で、2019年では全国で335）に対応するというものに変更されました。

表４－３　保健所数の推移

年	1995	2000	2010	2020
都道府県設置	625	460（26％）	374（40％）	355（43％）
市・特別区設置	220	134（39％）	120（45％）	114（48％）
合　計	845	594（30％）	494（42％）	469（44％）

注：1995年以外の欄の括弧内の数字は、1995年と比べた減少率。
出所：全国保健所長会「保健所数の推移」（平成元年～令和２年）をもとに、筆者作成。

この枠組みは、市町村での保健実施体制を充実させ、保健所を設置していない市町村の常勤保健師数は１９９５年には１３８７６人でしたが、２０１５年には１９６９９人と、42％増えました（厚生労働省保健指導室のまとめによる）。しかし、感染症対策の拠点としての保健所の活動基盤を脆弱化させることとなりました。新たな枠組みになってから15年で保健所数は大幅に減少し（表４－３）、職員数も３４００５人（１９９５年）から２８１５２人（２０１５年）へと17％減少しました。数の減った職種としては、医師（43％）、検査技師（47％）、放射線技師（59％）、「その他」（行政職職員を含む）（37％）があり、増加した職種としては、薬剤師・獣医師（１４４％）があります（かっこ内の数字は、20年間の減少・増加率）（表４－４）。

また、ＰＣＲ等の行政検査を行う地方衛生研究所（全国で80以上設置）は、感染症対策の要の一つであるにも関わらず、具体的な法律上の規定のない状態が続いており、２０１２年に出された厚生労働省・地域保健対策検討会報告書では、職員数と予算の減少が認められる中で、機能的な強化を行うことが課題とされていました。

健康危機管理体制―指摘されていた懸念と実施の遅れ

このように、地域保健体制の重心が都道府県から市町村に移動してきた中で、新型コロナ感染症に保健所、地方衛生研究所を含む地方保健行政が対峙することになったので、現場の職員に大きな負荷を与えることとなりました。ここで注意すべきなのは、地域での危機管理への備えに懸念があることが、以前から指摘されていたことです。

健康管理危機管理体制の確保を行うことは、O―157感染症の発生事例、阪神・淡路大震災を受

表4－4 保健所職員総数

区　　分	1995年	2015年度
職員総数	34,004	28,152
医　師	1,309	740
歯科医師	83	88
薬剤師・獣医師	2,095	5,115
保健師	8,515	8,253
看護師	281	148
助産師	80	53
放射線・X線技師	1,207	489
管理栄養士	1,177	1,153
栄養士	149	109
歯科衛生士	356	333
検査技師	1,474	778
理学療法士・作業療法士	43	89
その他	17,235	10,804

注：1　2015年度の「職員総数」は、常勤職員数である。
2　2015年度の「看護師」は、准看護師を含む。
3　1995年の「保健師」「看護師」「助産師」は、それぞれ「保健婦（士）」「看護婦（士）」「助産婦」である。
4　「職員総数」は、1995年は年末現在、2015年は年度末現在。
5　「職員総数」は、1995年は厚生省保健医療局調べ、2015年度は厚生労働省大臣官房統計情報部「地域保健・健康増進事業報告」。

出典：国立社会保障・人口問題研究所「社会保障統計年報データベース」から、『住民と自治』編集部作成。

け、２０００年に地域保健法にもとづく「地域保健対策の推進に関する基本的な指針」に盛り込まれました。その後、日本は多くの健康危機に直面しましたが、なかでも東日本大震災と新型インフルエンザの経験により、その重要性はいっそう明確となってきていました。２０１５年の基本指針改定では、役割分担の明確化や連絡・調整等の体制づくりだけでなく、機器・機材の整備、大規模災害への備え、地域住民へのリスク・コミュニケーションといった項目が指摘されるとともに、保健所は「地域における健康危機管理の拠点」として機能を強化することが述べられていました。

しかし、感染症対策に実際に対応する人員・設備という面での課題は今日まで積み残されたままになってきました。すでに多く報道されているように、２０１０年に出された厚生労働省・新型インフルエンザ（Ａ／Ｈ１Ｎ１）対策総括会議の報告書では、地方自治体の保健所などの「感染症対策に関わる危機管理を担う組織や人員体制の大幅な強化、人材の育成」を進めること、地方衛生研究所の法的位置づけの明確化とＰＣＲを含めた検査体制の強化、などが指摘されていたのです。

今更ではありますが、世界的にみて新型コロナ感染症流行が続いている中で、地方保健行政体制をできるだけ早急に強化し、持続可能な取り組みができるようにしていくことが望まれます。同時に、新型インフルエンザの流行や特措法の制定があったのにもかかわらず、人員と検査体制の充実が積み残されたままになってきた理由について、今後の検証が望まれます。

4　従来の枠を超えた医療提供

公衆衛生の領域の重要な一部が、医療提供体制の構築です。地域医療については、他の章でも述べられていますが、ここではやや広い視点から問題を整理し、ショックに強い医療の仕組みをつくるという展望を述べておきます。

新型コロナ感染症の特徴と医療

新型コロナ感染症には、さまざまな医療対応が必要です。症状がなくても病原ウイルスが検出された場合は感染を広げないような環境を準備し、症状の進展を注意深く見守る必要があります。発熱、咳、味覚・嗅覚異常、下痢など一般のカゼと類似した症状を示す場合では、これに加えて対処療法がおこなわれるかもしれません。また、そもそも風邪症状のある人が、新型コロナ感染症かどうかを判別することも求められます。

これに加えて、重症化した場合には症状に応じたより高度な対症療法（例えば、酸素投与、人工呼吸、点滴による水分・塩分の補給など）が必要となります。また、慢性腎臓病、高血圧、糖尿病などの基礎疾患がある人や高齢者など重症化のリスクが高い方については、入院治療が行われることとなります。入院治療はしばしば長期化することから、入院が必要とされる患者を受けきれない恐れがあります。

このように、新型コロナ感染症への医療の対応は、外来・入院さらには在宅など幅広い場面で求められます。どの場合においても、医療従事者を保護し、感染予防対策を徹底するため、防護具・服の着用、環境整備などを徹底することが求められ、そのために医療機関は通常以上の資源を用いることとなります。

感染症への医療提供

新型コロナ感染症については、保健所に設置された帰国者・接触者相談センターを通じた一元的な対応が行われました。当初は同定された例すべてを指定医療機関に入院するという仕組みでしたが、流行が拡大する中で、それと分かる特徴的な症状がなく、急激に重症化することもあるというこの病気に対応するには、こうした仕組みだけでは限界があることが明らかとなりました。

医学的知識も徐々に蓄積され、その後、外来ベースでの相談は、一般の医療機関での対応、行政が設ける「新型コロナ受診相談センター」（外部委託を含む）での対応という二つの経路で行われるようになりました。ＰＣＲ検査については、当初は指定医療機関での検体採取に限られていましたが、医師会などによるドライブスルー方式検査（行政用語としては「地域外来・検査センター」）などの新たな実施方法が設けられました。症状が他の風邪と類似しており、容易に判別できない病気ですので、新型コロナ感染症かどうか分からない患者について、相談にのりながら診断を行っていく

表4－5　感染症に対する入院治療体制

	対応する疾患区分	指定医療機関数	病床数	医療費負担
特定医療感染症指定医療機関	新感染症	4	10	全額公費
第1種感染症指定医療機関	1類感染症（エボラ出血熱、ペストなど）	55	103	医療保険適用・残額公費負担
第2種感染症指定医療機関・感染症病床	2類感染症（鳥インフルエンザ、結核、SARSなど）	351(*)	1,758(*)	
一般の医療機関	3，4類感染症			医療保険適用（自己負担あり）

注：上位に配置されている類型の指定医療機関へは、下位の感染症患者も入院できる。新型インフルエンザ感染症については、2種感染症指定医療機関より上位の医療機関で原則対応することとされており、「指定医療機関」も上記に準じた対応が行われる。
（＊）結核病床を除いた数字。
出所：「令和2年度版厚生白書」78頁の表と、厚生労働省「感染症指定医療機関の指定状況（平成31年4月1日現在）」から著者作成。

外来医療の機能が極めて重要です。

次に、感染症の診断・治療は日常的に医療機関において行われていますが、感染症対策法でいう新感染症、1類感染症、2類感染症については、それに対応する医療機関が指定されています（表4－5）。

しかし、指定はされているものの、実際の対応能力という点では課題が積み残されてきました。総務省が3年前に行った調査では、第1種感染症指定医療機関では調査された施設の4分の1以上、第2種感染症指定医療機関では3分の1以上の機関で、常勤の感染症専門医が配置されていなかったことが指摘されていました（総務省「感染症対策に関する行政評価・監視　結果に基づく勧告」2018年）。

新型コロナ感染症対策では、流行の拡大を抑え医療資源に余力を残す戦略がとられたわけですが、2020年3月半ばには当時の考え方で入院を要するとされた人々が500名を超え、4月上旬には2000名を超えました。既存の感染症指定病衣装では全く対応できない状況になっていたわけです。

これに対して、新型コロナ感染症の入院については「緊急その他やむを得ない理由」（感染症予防法第19条）による感染症病床以外の病床への入院が必要との見込みにより、各都道府県は医療機関の協力を得ながら入院体制の確保をすすめました。

特に重症者への医療提供の充足については、深刻な懸念が表明されてきました。2020年12月18日には、新型コロナ感染症を受け入れてきた京都の14病院長が、「重症新型コロナウイルス感染症による医療の逼迫について」と題した声明を公表し、重症患者数の増加により、受け入れる枠に余裕がなくなっていることを強く訴えました。この声明では、新型コロナ感染症、特にその重症患者の受け入れには多くの医療資源が用いられており、重症脳卒中や循環器疾患患者が治療を受ける「機会を失いかねない危機的な状況」となっていると述べていました。そして、対応できる医療スタッフの確保が容易でないことを指摘し、受け入れ病床数の拡大には「現実的な限界がある」ことを見据え、「医療崩壊」を防ぐために思い切った感染予防行動を行うよう国民と行政に呼びかけました。

新型コロナ感染症のように未知の感染症に対応していくためには、疾患の治療を実施する際に、研究し情報を分析・発信できる力量も重要になります。そうした点を含めて、日本感染症学会が要望しているように、感染症治療をリードする感染症専門医の養成と配置をすすめていくことは重要です。そして、従来の感染症対策の枠を超えた対策が必要とされることから、ある程度の規模を有する病院すべてにそうした専門医が配置されるようになっていくことが望まれます。

レジリエントな医療に向けた創意工夫

新型コロナ感染症の流行は、医療サービス全体に影響を及ぼしており、それらは病院業務従事者の労働負荷をもたらすとともに、感染していない患者の健康にも間接的に影響を及ぼしています。「不急の手術はあっても、不要な手術は」ない、という森正樹日本外科学会理事長の談話（週刊医学界新聞3382号）が示している視点をふまえ、幅広い分野での医療サービスのあり方を考えていかねばなりません。これには、病床数だけではなく、だれがどのように医療を行うか、人材養成、資材確保、

表4－6　ショックに強い医療の仕組みに役立つ事柄

1	しっかりとした展望とコミュニケーションをそなえている、関わる人の力を活かした効果的なリーダーシップ
2	政府そして関係者みなが、活動を連携すること
3	危機に対応する組織的な学びの文化
4	有効な情報システムと情報の流れ
5	遅れることなくショックと（医療への）影響をみつけられるような状況把握の仕組み
6	医療機構に十分な資金が行き渡り、追加的な資金を柔軟に配分・注入できるようにすること
7	ショックを和らげる財政の仕組みおよび準備金を用い、医療機構の財政を安定させること
8	必要を充足するため、支払いの仕方を柔軟にし、資金を他の用途に振り分けること
9	包括的な医療給付
10	人材と資材の適切な水準と分配
11	突然で急激な需要の増加への対処力を高めていくこと
12	やる気があり、しっかりと支えられている従事者
13	ケアの提供をいつもと違うやり方で、柔軟に行うこと

出典：Steve Thomas, et al. (2020) Strengthening Health Systems Resilience. European Observatory on Health System and Policies、からの引用（翻訳は著者）。

手順の修正、患者への対応など、具体的な事項の見直しが含まれます。

この課題は大変大きなものですが、ここではそれを考える手がかりとして、「レジリエントな医療の仕組み」(health systems resilience) という概念 (意訳すれば「ショックに強い医療の仕組み」とでもなるでしょうか) を、欧州医療機構・政策研究所の報告書により、簡単に紹介しておきましょう (表4-6)。ここでいうショックというのは、医療の仕組みに影響を及ぼすような突然で激しい変化のことです。そして、「ショックに強い」には、ショックに備える、ショックに対応する、そしてショックから学ぶ、という意味が含まれます。日本の医療の仕組みをふまえつつ、「ショックに強い医療の仕組み」を創っていく創意工夫が求められています。

5 コロナ禍が突きつけている3つの課題

最後に、コロナ禍が日本社会に突き付けている諸課題の中で、特に公衆衛生対策を進める上で忘れてはならない、3つの点について指摘しておきます。

知識・政策・コミュニケーション

まず、重大な影響が短期間で生じうる新興感染症に対する上で、新たな知識を創るだけでなく、政府・企業・人々などの行動の判断材料となりうるようにそれを総合していくという課題です。

感染症対策に関する知識は多岐にわたります。変異株の発生なども含めた流行中のウイルスの同定、感染者のウイルス排出の特徴、環境中における生存の状況などウイルスに関連する知識はもちろんのこと、人と人との接触頻度や密度、政府のメッセージに対する人々の反応、といった行動に関連する知識も重要になっています。治療場面でも、症状の変化、重症化のリスク評価や生じうる事態を見越した対応、最適な治療法の探究や新たな治療薬の開発などに関する膨大な検討がされてきています。医学領域の代表的なデータベースPubMedで新型コロナ感染症（COVID-19）が表題に含まれている論文を検索すると、6万5千件余りがヒットしますが（2021年1月18日時点）、このような知識を総合するためには何らかの組織的対応が不可欠です。

新型コロナ感染症の流行では、この知識の集積と総合、そしてその社会的共有に関するコミュニケーションが大きな課題となり、それは日本でだけでなくグローバルにも課題となってきました。これに対して、いかに組織的に取り組みを行っていくかが問われています。

福祉国家と新型コロナ感染症

新型コロナ感染症は社会全体に関わる影響を与えていますが、その影響は決して均等ではありません。雇用の喪失や所得減少は、もともと雇用が不安定で所得が低い層に生じていることが示されています（三井住友トラスト基礎研究所「新型コロナウイルス以降の所得・消費の動向」2020年12月、など）。また、外国人技能実習生のように立場が弱い人が行き場を失い困窮に陥っている例も報道されています。社会的弱者の生活に、より厳しい影響が及んでいるのが、コロナ禍の社会経済的側面で見逃すことができない重要なポイントです。

こうした不均等な影響は、福祉国家として新型コロナ感染症にどう向き合うかという課題、つまり感染予防・治療によって人々の生命を守るだけでなく、暮らしと生活を維持するための諸施策により「健康で文化的な生活」を保持していく課題を、私たちに鋭く突き付けています。

福祉国家が人々の暮らしを守る上で、就労等を通じた稼得による所得と年金や生活保護等の所得保障がきわめて重要です。さらに、医療とともに、子育てや介護などのケアを保障することも、福祉国家の重要な機能です。コロナ禍という大きなストレスは、こうした点についての日本の課題を改めて浮き彫りにしてきており、それにどう対応していくかが問われています。

不況や失業が増加した場合に自殺など健康上の悪影響があることが知られていますが、より手厚い福祉のある社会は、この悪影響を緩和するということを示す有力な議論があります（デヴィッド・スタックラー、サンジェイ・バス『経済政策で人は死ぬか』草思社、２０１４年）。こうした困難な時期であるからこそ、公衆衛生的観点からも福祉政策を点検し、充足していくことが求められています。さらに、人々の良好な関係を維持することも現代福祉国家の重要な機能であり、新型コロナウイルスへの感染やその対策に関わる差別や暴力を防ぐことを忘れてはなりません。

複雑な国—自治体関係と医療供給体制

最後に、コロナ禍は、現に起きている危機だけでなく、将来に生じること、予見される危機にいかに対応するかという難しい課題を私たちに突き付けています。致死性が相当高いにも関わらず、市中における感染制御を試みざるを得ないという新型コロナ感染症には、危機がいたる前に資源を動員し機敏に対応をしなければなりません。しかし、そのことがリアルにとらえられにくく、現実に危機が発生する前に、対策を大規模に行うための社会的合意を行うことはなかなか困難です。

このような状況では、専門家の提言を受け止め、先手を打って社会を動かす政治的リーダーシップが重要になります。そして、このリードは闇雲なものであってはならず、科学的知見にもとづき、できるだけ体系的な戦略を立ててなされるべきものです。

さらに、このリードを行う上で、もともとある制度が問題となります。公衆衛生と医療に関わる仕組みが複雑であり、緊急事態宣言発出にいたるまでの国と都道府県の調整の複雑な手順、施設を越えた組み換えが困難な医療提供体制など、新型コロナ感染症への対応における制度的限界が、この数か月で明らかになってきました。

ここで問われるのは、どのような方向でこの限界を乗り越えるかです。筆者は、単なる統制強化ではなく、地方分権や医療機関の裁量など、既存の柔軟性と主体性を活かしつつ、先を見越した対応が求められる新型コロナ感染症に適合した予見的な対応力を、関係機関の役割の明確化とネットワーク強化により組み込んでいくことが重要と考えています。この対応力の強化に際して、上述した知識の整理・総合に加え、保健・医療の現場で働く人々と政策形成関係者との緊密なコミュニケーション、緊張感をもった協力関係などが留意されるべきでしょう。

〈以上〉

5

保健所の統廃合がもたらした現実と今後の課題

亀岡照子

はじめに　第5波に4回目の緊急事態宣言―大阪では、「医療崩壊」が！

新型コロナウイルスは、全世界で、猛威を振るい、２０２１年10月末現在、感染者数は2億４５００万人、死者５００万人、日本では１７２万人、死者は1万8千人を超えました。新型コロナウイルス対応の特別措置法に基づく4回目となる緊急事態宣言が２０２１年7月12日から9月30日まで東京に、また、大阪、京都、兵庫など多くの都道府県に適用されました。２０２１年3月から6月迄の第4波では、大阪府の新規感染者は連日１０００人を超え、感染者は7万人を超えました。4月24日現在、重症患者は過去最多の３４８人となり、府が確保する２８７床を大きく上回りました。救急車を要請しても、入院できる病院が見つからず、1日以上救急車の中や消防署で過ごした人が

4月24日現在3人、中には47時間以上待たされたという人もいました。医師が入院必要と判断したにもかかわらず、入院出来ずに自宅やホテル等施設での生活を余儀なくされている患者が1万人を超え、在宅放置死亡者が多数発生しました。また、入院中の重症患者で、人工呼吸管理が必要な人が転院出来ず、患者を適切な治療の場で治療できない状態が大阪中で発生、コロナ受け入れ医療機関でない病院も救急隊から受け入れ要請があり、一般の病床を急遽コロナ患者用に転用せざるを得ない状況も続きました。「医療崩壊」が起こり、「在宅放置」の結果、助けられた命を助けられないという実態が起きたのは人災です。Ｇｏ Ｔｏトラベルや Ｇｏ Ｔｏイートなど、昨年からの様々な失政が第3波、第4波を引き起こしたと言っても過言ではありません。

このような事態を招いた原因はどこにあるのでしょうか？　大阪の現状と経過から考えてみたいと思います。そして、この貴重な経験から学ぶことなく、東京を中心とした首都圏で開催したオリンピック、パラリンピックがいかに無謀であったかを検証する必要があると思います。そして、第6波を起こさせないために、何をなすべきか、あらゆる対策を強化すべきです。

1 「やってる感」だけの維新政治の大阪府と大阪市、カッパの松井、イソジン吉村

大阪府の感染者は東京都の約2倍であるにもかかわらず、感染第3波に対応して出された緊急事態宣言を東京など関東地区に比べ早めに解除しました。変異株の登場で感染が起きやすい状況が想

定でき、3月に入ると歓送迎会や花見の人出も予想される中、解除を急いだのは間違いでした。マスコミを利用しての「やってる感」がやたら目立ち、松井市長は防護服が不足していると雨合羽の寄付を求め、吉村知事は「大阪モデル」という言葉を使いながら、基準を（都合よく）コロコロ変え、年内に国内ワクチンが実用されると言い、テレビで市販のうがい薬がコロナ感染に効果がある〝嘘みたいな本当の話〟（本当は根拠のない、嘘）発言で買い占め騒動が発生、さらに、いわゆる大阪都構想の住民投票を2020年11月に行った（否決されました）際の莫大な経費や人材をコロナ対策に使うべきだったと思います。

2　新型コロナにおける保健師活動

保健師は、保健所・保健センターでの相談活動、予防活動を主としています。

電話での相談では、まず、症状について聞き、PCR検査が必要か医師と相談をして決めます。検査の場所、時間を伝え、検体を運ぶ手配をし、陽性者が出たら、入院か自宅療養かなどの判断をし、時には病院に同伴します。いつ、どこで、誰から感染したかを聞き、クラスターが発生したのかどうか、医師と相談します。また、誰に感染させる恐れがあるかを聞き、濃厚接触者の検査を指示します。自宅で療養する患者には毎日2回以上、健康状態を聞き、急変していないか確認します。現在は、病状が悪化しても入院ベッドがないため、入院できるよう、祈るような毎日です。そして、手洗いやうがい、マスク、換気などの予防方法を伝えるのも大切な仕事です。殆どが電話対応のため、信頼関係を作ることが難しく、心身共に疲弊します。

3　大阪市の公衆衛生行政は大きく後退―270万人に保健所はたった1か所に！

国や大阪府、大阪市が新自由主義の経済効率優先の社会を目指し、公衆衛生や医療を軽視した結果、感染症や食中毒事件などが被害を拡大しています。大阪市の保健所は、公衆衛生の先進的な活動をしてきた歴史があります。1928年に、日本で初めて「小児保健所」を開設し、保健師（当時は保健婦）を養成し、保健師活動を始めました。しかし、高度経済成長の時代から現在まで、格差と貧困が拡がり、日雇い労働者や非正規労働者、自営業者などの人たちの健康破壊が進んでいます。結核患者が日本一多く、罹患率（1年間に新たに病気にかかる人の率）は2倍以上、平均寿命も日本一短命です。特に大阪市西成区のあいりん地域の結核患者の罹患率は現在でも約20倍、男性の平均寿命は、56～57歳という驚くべき実態です。このような中で、24区すべてにあった保健所は、2000年4月、人口270万人、昼間人口400万人を抱える大都市にもかかわらず、たった1か所になりました。1995年、「保健所を守る大阪市民の会」（以下「市民の会」と略）を結成、初代会長の故丸山博先生（元大阪大学医学部衛生学教室教授）は「保健所は住民のいのちと健康を衛る『砦』であり、私たちは保健所の応援団」と保健所の大切さを訴え、以後25年間、活動を継続しています。

4　地域保健法が保健所統廃合をもたらした

1994年制定の「地域保健法」は全国の保健所を半減し、1992年には全国で852か所あった保健所が2020年4月には469か所になりました。それまでの「保健所法」では、人口10万人に対して概ね1か所としていた設置基準を、「地域保健法」では二次医療圏に概ね1か所、つまり、人口20～30万人に1か所程度としました。地域保健法成立後、全国の保健所の統廃合が進みました。住民たちは、保健所は〝命と健康を守る砦〟〝身近な所にあってこそ〟と存続を求める運動を繰り広げましたが、当時は保健所の大切さが十分伝わらず、全国各地で保健所が減らされました。

5　保健所を守れ！　の声、「保健所を守る大阪市民の会」の誕生

大都市の中でいち早く保健所削減を行ったのが大阪市です。私たち、保健所で働く保健師や事務職員たちの労働組合（自治労連）は、住民に呼び掛けて「市民の会」を結成し、24ある各区の保健所を存続させる運動を幅広く繰り広げました。65万枚のビラを作成し、16万筆の署名を集めました。保健所前で署名を集めると、署名の列ができるという、初めての経験をし、胸が熱くなりました。また、厚生労働省（当時は厚生省）に何回も要請に行き、各区の保健所の存続を訴え、「大阪市に保健

所は24か所必要と文書で勧告して欲しい」とお願いしましたが、「大阪市民の健康を考えると、1か所にする事には懸念はあるが、地方分権の時代だから、議会で決めること」と力になってもらえませんでした。大阪市議会議員にも協力要請をしましたが、当時の大阪市は、共産党を除く『オール与党』の時代で、「保健所は大事だけど、わが党は条例に賛成しているから」と協力してもらえず、磯村大阪市長には一度も会ってもらえませんでした。市議会でまともに議論することなく、「市民の会」の「24保健所の存続を」という請願を自民党、公明党などの多数で否決し、「1保健所24区保健センター」の条例が強行採決されました。1保健所化に伴い、各区の保健師や監視員、事務職員たちは数名規模で削減され、また、医師は健康福祉局（現在は健康局）や保健所との兼務となり、週2～3回の勤務のため、感染症や結核、食中毒などが発生しても迅速な対応が出来なくなりました。その後、「保健センター」は区役所の機構に入り、「保健福祉センター」となり、区長（現在は副区長）がトップとなりました。私たち「市民の会」は、公衆衛生の拡充を求め、何回も健康福祉局と交渉を行いました。保健所を保健センター化すると、食中毒や感染症など、大変な問題が起こっても迅速な対応ができなくなると訴えましたが、1保健所になってすぐ事件が起きてしまいました。

6　雪印集団食中毒事件が発生！

1保健所化された直後の2000年6月、雪印集団食中毒事件が発生しましたが、患者発生届を

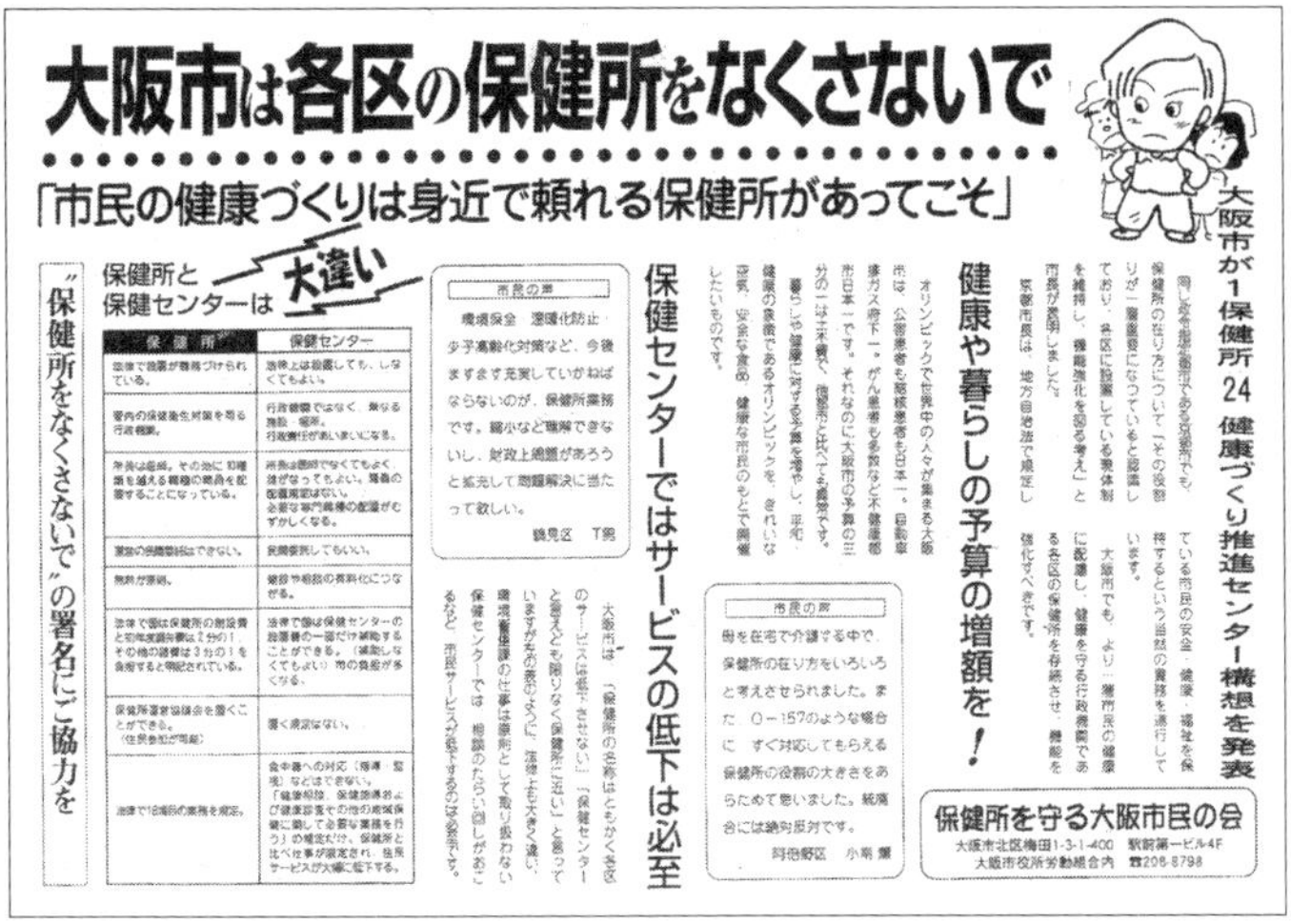
大阪市は各区の保健所をなくさないで
「市民の健康づくりは身近で頼れる保健所があってこそ」
大阪市が１保健所24健康づくり推進センター構想を発表
同じ政令指定都市である京都市でも、保健所の在り方について「その役割りが一層重要になっていると認識しており、各区に設置している現体制を維持し、機能強化を図る考え」と市長が表明しました。
京都市長は、地方自治法で規定している市民の安全・健康・福祉を保持するという当然の責務を遂行しています。
大阪市でも、より一層市民の健康に配慮し、健康を守る行政機関である各区の保健所を存続させ、機能を強化すべきです。
健康や暮らしの予算の増額を！
オリンピックで世界中の人々が集まる大阪市は、公害患者も結核患者も日本一、自動車排ガス府下一、がん患者も多数など不健康都市日本一です。それなのに大阪市の予算の三分の一は土木費で、福祉費と比べても異常です。
暮らしや健康に対する予算を増やし、平和・健康の象徴であるオリンピックを、きれいな空気、安全な食品、健康な市民のもとで開催したいものです。
市民の声
母を在宅で介護する中で、保健所の在り方をいろいろと考えさせられました。また、O－157のような場合に、すぐ対応してもらえる保健所の役割の大きさをあらためて思いました。統廃合には絶対反対です。
阿倍野区　小南 蘭
保健所を守る大阪市民の会
大阪市北区梅田1-3-1-400　駅前第一ビル4F
大阪市役所労動組合内　☎208-8798
保健センターではサービスの低下は必至
大阪市は、「保健所の名称はともかく各区のサービスは低下させない」「保健センターと変えども限りなく保健所に近い」と言っていますがその表のように、法律上も大きく違い、環境衛生課の仕事は原則として取り扱わない保健センターでは、相談のたらい回しがおこるなど、市民サービスが低下するのは必至です。
市民の声
環境保全・温暖化防止・少子高齢化対策など、今後ますます充実していかねばならないのが、保健所業務です。縮小など理解できないし、財政上問題があろうと拡充して問題解決に当たって欲しい。
鶴見区　T男
保健所と保健センターは大違い
"保健所をなくさないで"の署名にご協力を

保健所	保健センター
法律で設置が義務づけられている。	法律上は設置しても、しなくてもよい。
管内の保健衛生対策を司る行政機関。	行政機関ではなく、単なる施設・場所。行政責任があいまいになる。
所長は医師。その他に10種類を越える職種の職員を配置することになっている。	所長は医師でなくてもよく、誰がなってもよい。職員の配置規定はない。必要な専門職種の配置がむずかしくなる。
業務の民間委託はできない。	民間委託してもいい。
無料が原則。	健診や相談の有料化につながる。
法律で国は保健所の新設費と初年度運営費は２分の１、その他の経費は３分の１を負担すると明記されている。	法律で国は保健センターの設置費の一部だけ補助することができる。（補助しなくてもよい）市の負担が多くなる。
保健所運営協議会を置くことができる。（住民参加が可能）	置く規定はない。
法律で14項目の業務を規定。	食中毒への対応（検査・監視）などはできない。「健康相談、保健指導および健康診査その他の地域保健に関して必要な事業を行う」の規定だけ。保健所と比べ仕事が限定され、住民サービスが大幅に低下する。

図５－１　「保健所を存続させる運動」ビラ

出所：保健所を守る大阪市民の会。

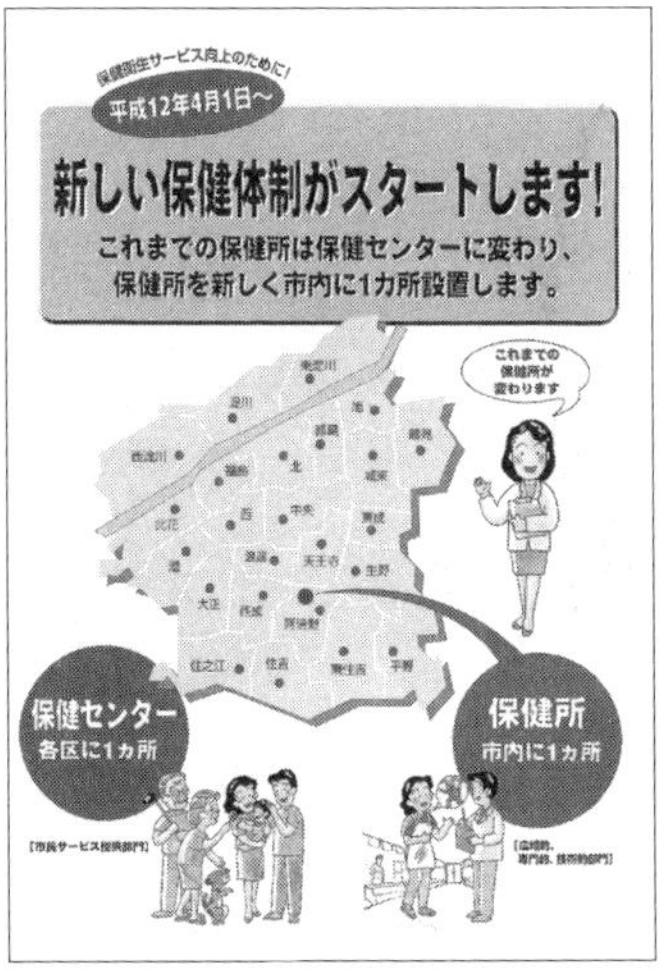
保健衛生サービス向上のために！
平成12年4月1日～
新しい保健体制がスタートします！
これまでの保健所は保健センターに変わり、
保健所を新しく市内に1カ所設置します。
これまでの保健所が変わります
保健センター
各区に1カ所
保健所
市内に1カ所
［市民サービス提供部門］
［広域的、専門的、技術的部門］

図５－３　「1保健所24区保健センター」パンフ

出所：大阪市。

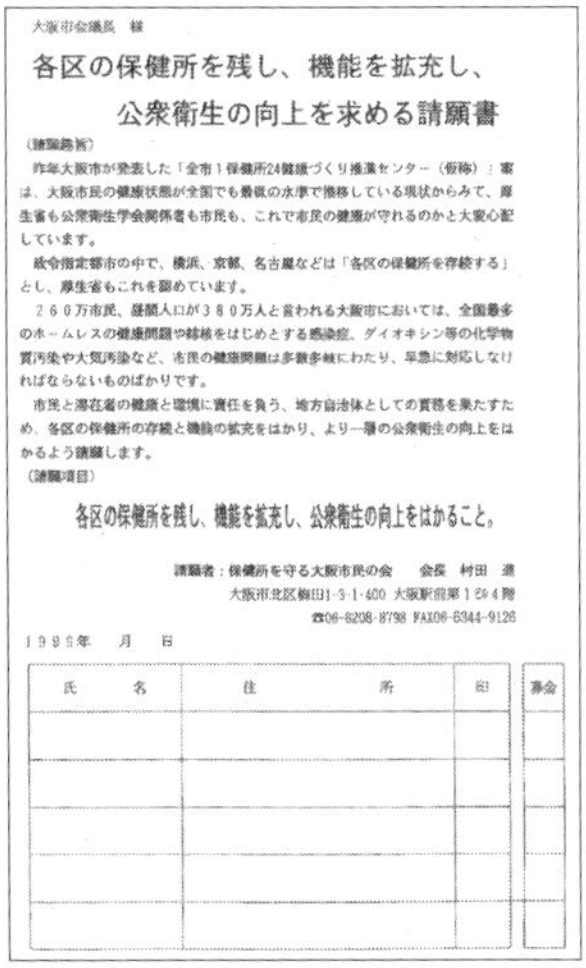

大阪市会議長　様

各区の保健所を残し、機能を拡充し、
公衆衛生の向上を求める請願書

（請願趣旨）

昨年大阪市が発表した「全市１保健所24健康づくり推進センター（仮称）」案は、大阪市民の健康状態が全国でも最低の水準で推移している現状からみて、厚生省も公衆衛生学会関係者も市民も、これで市民の健康が守れるのかと大変心配しています。

政令指定都市の中で、横浜、京都、名古屋などは「各区の保健所を存続する」とし、厚生省もこれを認めています。

２６０万市民、昼間人口が３８０万人と言われる大阪市においては、全国最多のホームレスの健康問題や結核をはじめとする感染症、ダイオキシン等の化学物質汚染や大気汚染など、市民の健康問題は多種多様にわたり、早急に対応しなければならないものばかりです。

市民と滞在者の健康と環境に責任を負う、地方自治体としての責務を果たすため、各区の保健所の存続と機能の拡充をはかり、より一層の公衆衛生の向上をはかるよう請願します。

（請願項目）

各区の保健所を残し、機能を拡充し、公衆衛生の向上をはかること。

請願者：保健所を守る大阪市民の会　　会長　村田　進

大阪市北区梅田1-3-1-400 大阪駅前第１ビル４階

☎06-6208-8798 FAX06-6344-9126

１９９９年　月　日

氏　　名	住　　　所	印	募金

図５－２　「24保健所の存続を」請願書

出所：保健所を守る大阪市民の会。

出した医師が所属している病院のある保健センターと保健所、雪印の工場のある区はそれぞれ別の区であり、連携して対応するには様々な困難があり、対応が遅れて、被害が拡大してしまいました。その後も、ＵＳＪ（ユニバーサルスタジオジャパン）の賞味期限切れ食材使用や工業用水を誤って飲料用水に使用していた問題など、次々と問題が発生しました。食中毒等が発生した場合、各区に保健所があった時は、医師である保健所長を中心に迅速に対策会議を開いて、保健師や食品衛生監視員、事務職員がすぐに現地に出向いていましたが、対策会議の開催が遅れ、職員間の意思疎通に時間がかかるようになりました。また、当時大阪市内には、13万か所の監視指導対象施設がありましたが、食品衛生監視員は少なく、監視率が2割しかない中で、監視員を増やすのではなく、その後、市内に5か所の生活衛生監視事務所を作り、各区には監視員を1名しか配置していないため、住民が相談しに行っても不在の時もあり、住民サービスが大幅に低下しています。1保健所化に伴う人員削減の結果、地域を担当する保健師は人口1～2万人を担当するようになり、一番大切な「予防活動」が後回しになっています。私が加入していた大阪市役所労働組合では、住民の顔が見える活動をするために、保健師1人の担当地域を1万人以下とし、地域の健康課題に基づいた保健師活動が出来るように、また感染症はいつ発生するかわからないから、一定のゆとりのある人員配置をして欲しいと要員交渉をしましたが、実現しませんでした。

7　維新の市政は住民の命や健康より、人員削減と都構想―コロナ対策は後回し

私が退職後、橋下、吉村、松井市長と、維新の市長が3代続いています。「ムダを徹底的に排除した効果的・効率的な行財政運営」を行うことを目的とした「市政改革プラン」で様々な人員削減が行われています。橋下元市長はツイッターに「平時の時の改革の方向性は間違っていたとは思っていません。ただし、有事の際の切り替えプランを用意していなかったことは考えが足りませんでした。あとの対応、みなさんよろしく」と書き込みましたが、まさにこれが維新の政治姿勢です。非常時に対応できるよう、日頃から備えておくのが首長の責任ですが、いまだに何の対応もせず、ますます後退していると言わざるを得ません。

大阪市のコロナ対策会議は２０２０年5月に開催してから12月まで、1度も開催していなかったのは、松井市長はいわゆる大阪都構想の住民投票しか頭になかったと言われても仕方ありません。

今回の、新型コロナ対応では、大阪市保健所に開設したコールセンターでの電話相談対応に「兼務辞令」で応援に行くため、地域での保健師活動が後退するなどの問題も出ています。大阪市保健所は感染症チームの人員を3倍化したと言っていますが、保健師を正規職員で増員するのではなく、他都市からの応援や、兼務辞令、派遣労働などが中心です。ＰＣＲ検査も主治医が必要と判断しても、7～10日待ちという、信じられない実態がありました。最近は少し早く受けられるようになり

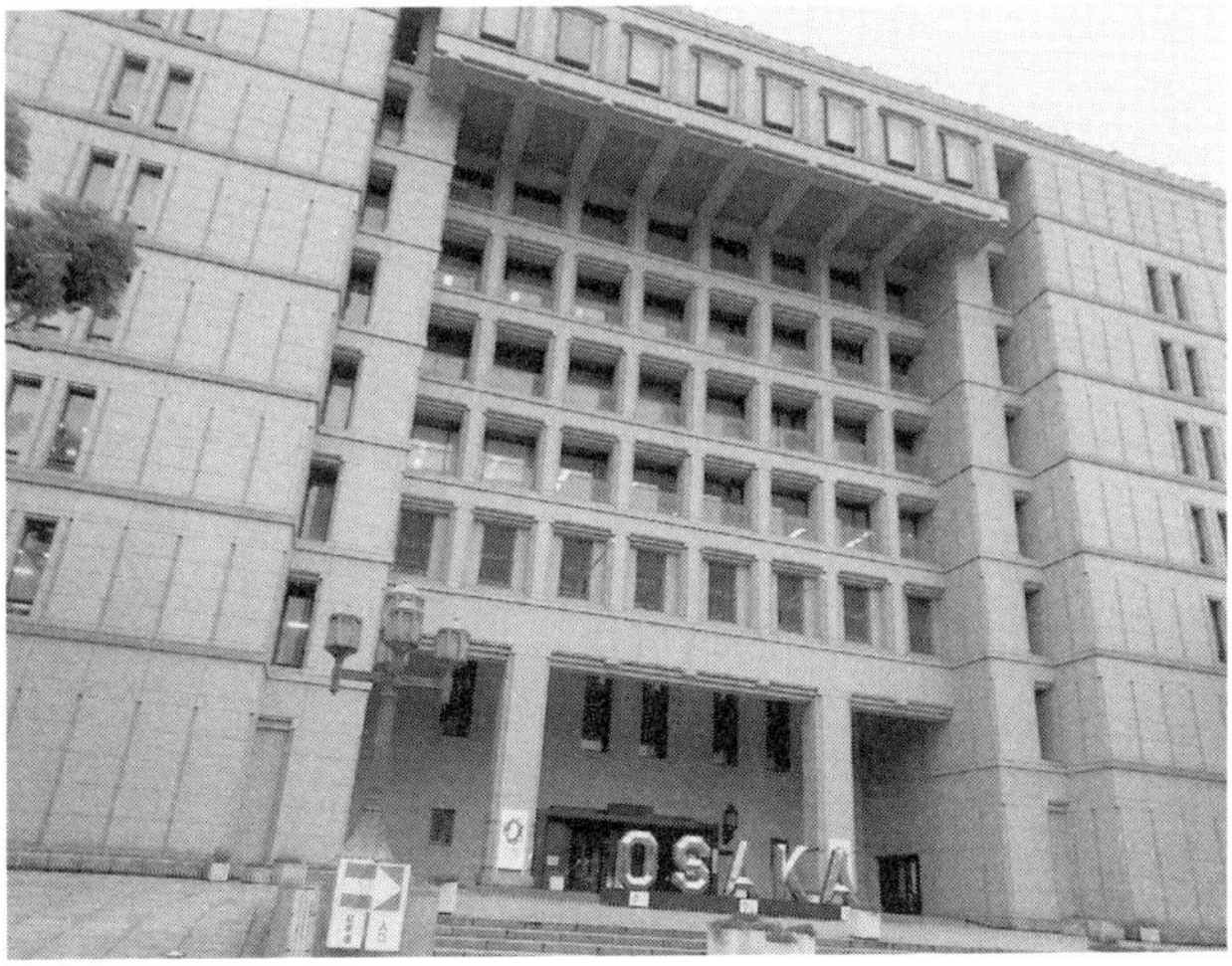

図5－4　大阪市役所

出所：著者撮影。

ましたが、それでも患者や家族は大きな不安を抱えており、1日でも早く受けられるようにすべきです。変異株により、若い人で基礎疾患のない人たちにも重症患者が発生しており、いつ、だれが罹患するかわかりません。PCR検査を大幅に増やし、希望する人は、いつでも、誰でも、何回でも無料で受けることが出来るような体制を1日も早く作る必要があると思います。また、ワクチンの接種が始まりましたが、混乱が続きました。国や自治体の責任でスムーズに実施する必要があります。

8　維新政治は研究所も統合し、独立行政法人化！　病院への補助金も次々削減、病院つぶしも

大阪では大阪府の「公衆衛生研究所」と大阪市

の「環境科学研究所」がそれぞれの専門性を活かして、地域の保健所と連携・協働して業務を進めてきましたが、維新府・市政になってから、それらを「二重行政」だとして統合し、独立行政法人化しました。人員削減の結果、研究所で行うＰＣＲ検査の件数は少なく、また、変異株の検査も最近まで殆ど行われていませんでした。高度な研究機関である、２つの研究所がそれぞれの専門性を持って維持されていたならと大変残念です。病院に対する補助金の削減や補助の中止も行い、医療崩壊の原因を作っています。特に、住吉市民病院は現地での建て替え計画が決まっていましたが、「二重行政」だとして維新の橋下市長になって急遽廃止を決めました。住民や医療関係者の運動の結果、現在は小児科と産婦人科の外来診療は不十分ながら行われていますが、以前から産科・小児科の医療体制が本当に脆弱な地域であり、認知症中心の新病院計画にはぜひ産科や小児科のベッドを！と運動を進めています。

また、維新による看護学校への補助金削減も大きな打撃を受けています。少子化が原因で看護学校を閉校すると言われているようですが、補助金削減が学校つぶしに拍車をかけたのではないでしょうか？　看護師不足が深刻な今、補助金の増額が必要と私は考えます。

9　医療崩壊は人災！　今こそ、いのちを守る医療を取り戻そう！

このような中で、先に述べたような「医療崩壊」が起こっており、住民の命や健康を衛る（守る）

という公衆衛生行政や医療の崩壊が起こっていると言っても過言ではありません。大阪市立十三市民病院や民間病院の阪和第2病院は突然、「コロナ専門病院」になりましたが、患者や妊産婦、病院職員に直前まで知らせることなく、トップダウンで決めたため、大変な混乱を招きました。昨年、急性期総合医療センター内にコロナ重症センターを設置しましたが、コロナの重症患者に対応できる看護師が不足しているため、ベッドがあっても運用できず、他の府県や自衛隊の看護師等の応援を得て、やっと運用しているという実態があります。現在、殆んどの病院や診療所はコロナ対応に必死で取り組んでいますが、医師や看護師不足は深刻で、一般の医療提供体制にも大きな影響が出ています。特に3次救急を中止する病院も出ており、交通事故や重症の心疾患、脳血管疾患などの患者の救急搬送にも影響が出ています。「不要・不急の手術は延期」と言われても、不要・不急の手術はありません。また、受診抑制が進み、治療や検査にも支障をきたしています。このような現状に対して、様々な病院や診療所の医師や看護師等が〝医療を守れ〟〝命を守れ〟と切実な声を上げ、必死で働いています。大学病院の院長や、病院の看護部長などの幹部職員も勇気を振り絞って声を上げ、マスコミも取り上げて、テレビやラジオ、新聞等で報道されています。今こそ、命と健康を守るという本来の医療を守る契機です。そして廃止されたり保健センターに格下げされた保健所の復活を求め、医師や看護師、保健師等の大幅増員を勝ち取るため、みんなで声を上げ続けましょう。

10　予防活動が出来なくなった保健所・保健センターを充実させる闘いを！

公衆衛生の関連では、特定健康診査やがん検診の受診率が２０２０年度は大幅に低下しています。今迄も都市部では、国の目標値に対して、約半分位の受診率でしたが、殆どの自治体で受診率が低下しています。特に大阪市は、以前から受診率が大変低い実態があり、社会保障推進協議会などの住民団体が受診率向上のための行政の工夫や努力を求めて毎年要望しています。公衆衛生行政で一番大切なことは予防活動であり、一次予防の健康増進と併せて、二次予防である健康診査やがん検診など、早期発見・早期治療が必要です。コロナ禍においても、一般医療機関の協力も得て、充実する必要があります。また、乳幼児健康診査が２０２０年４月から開催できなくなるという事態が起きました。大阪市では、第１回の緊急事態宣言後、３か月児健康診査は実施しましたが、１歳６か月児健康診査や3歳児健康診査は延期し、コロナの感染が少し落ち着いた夏から秋ごろから再開しましたが、病気や障がいの早期発見・早期治療が出来なくなっただけでなく、育児不安を抱えている人たちに対する支援が出来ないことに伴う児童虐待やＤＶ（ドメスティックバイオレンス）が増えたという報告もあります。うつ病も増え、特にシングルマザーや非正規の女性たちの苦悩は大変なものです。高校生や若い女性の自殺が急増したとも言われています。高齢者はフレイル（虚弱）や認知症が増えており、保健師が地域での活動が出来なくなったことの様々な影響が表れています。

全国の保健所が約半分に減らされた結果、今回の新型コロナウイルス対応が非常に不充分で、大きな混乱を招きましたが、保健所の統廃合をほとんど行わなかった県もあります。近畿では和歌山県、中国地方では鳥取県や島根県などです。これらの県では、新型コロナウイルス感染者数や死亡者数が少ないということが明らかになっています。厚生労働省は、今こそ感染症対策における保健所の役割を見直し、統廃合した保健所を元に戻す必要があると思います。この事は、すべての国民のいのちと健康を守ることであり、多くの国民の理解を得られると確信しています。

11 声を上げる保健師たち、闘えば必ず道は開かれる―大阪府職労の闘い

大阪府下の保健所や保健センター（大阪市は保健福祉センター）で働く労働者の労働実態は大変過酷です。２０２０年4月に最初の緊急事態宣言が発出されてからは、5月のゴールデンウイークも含めて休日はほとんどなく、平日も終電で帰る保健師が少なくありませんでした。過労死ラインと言われる月80時間を超える残業の過重労働は常態化しており、過労死や過労自殺の恐れがある働き方に心が痛みます。メンタル不全での休職や退職した保健師の話も聞きます。このような中で、大阪府関係職員労働組合は闘っています。保健師たちの声を次々と発表しています（6月現在89件）。ある保健師は、「連日、１０００人単位で陽性者が増え、自宅療養者も増え続けて、保健所は異常な事態が続いています。先週土曜日も、感染症チームの保健師は朝から出勤し、翌日明け方まで仕事を

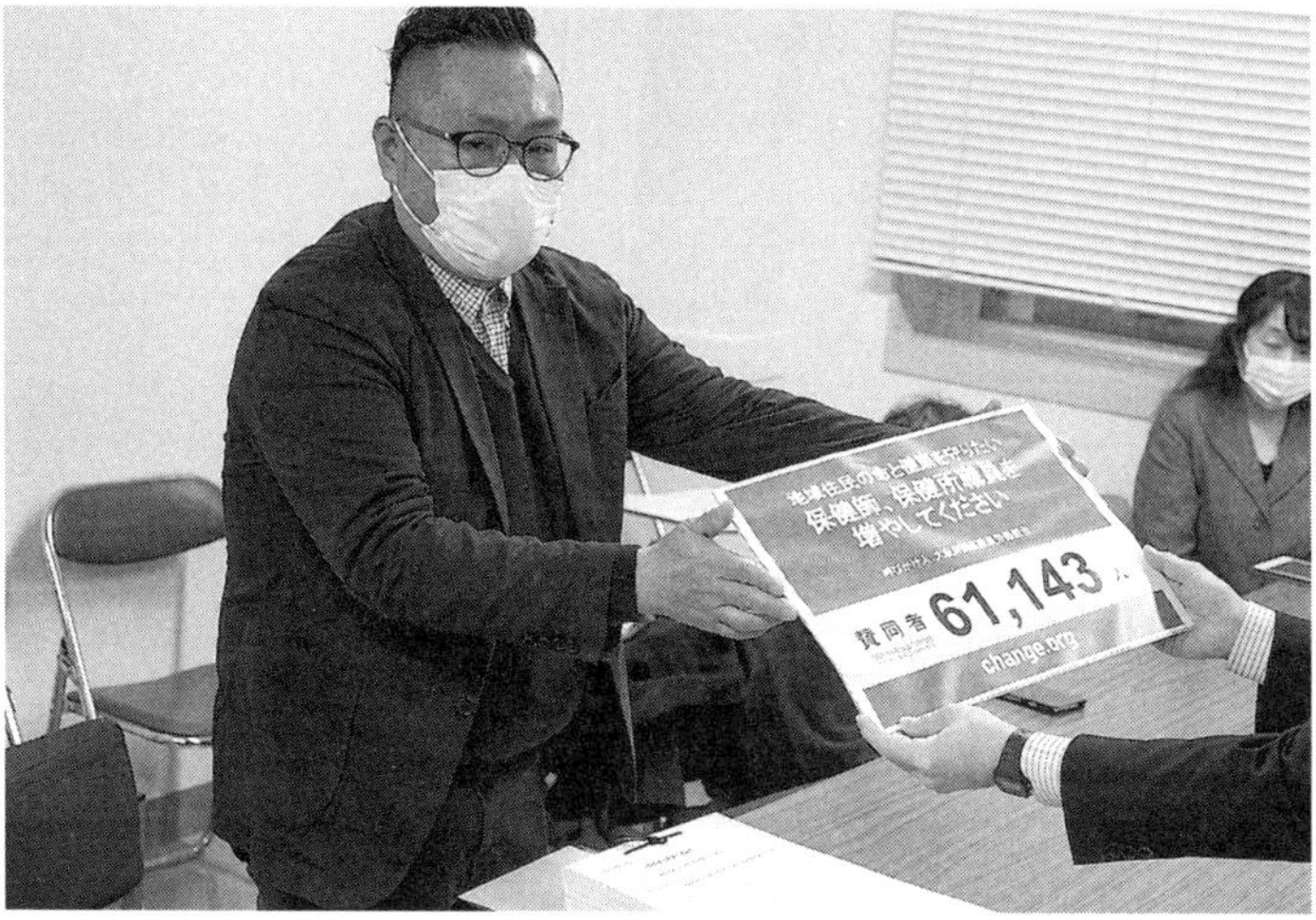

図５－５　６万1000筆を超えるオンライン署名を提出

出所：大阪府関係職員労働組合。

していました。（飲食店の）『見回り隊』よりも、今すぐ保健所に応援要員が必要です。」という声を寄せています。また大阪府関係職員労働組合は６万１０００筆を超えるオンライン署名を提出し、大阪府に保健師の増員を迫りました。その様子はテレビでも放映され、全国から多くの励ましが寄せられました。闘いの結果、９か所の保健所に１名ずつ保健師を増員することが出来、引き続き、増員を求めて闘っています。パンク状態の保健所を何とか人間らしく働ける職場に、住民のいのちと健康を守る使命を果たせるよう、保健所職員も自らの健康を守って欲しいです。このような闘いが全国に拡がることを願っています。

次ページに漫画「知ってください保健所のシゴト」を掲載しています。「現場で頑張る仲間の仕事をわかってもらいたい！　という思いから生まれた漫画です」（作者談）。

知ってください！保健師のシゴト
～コロナ編（患者搬送）～

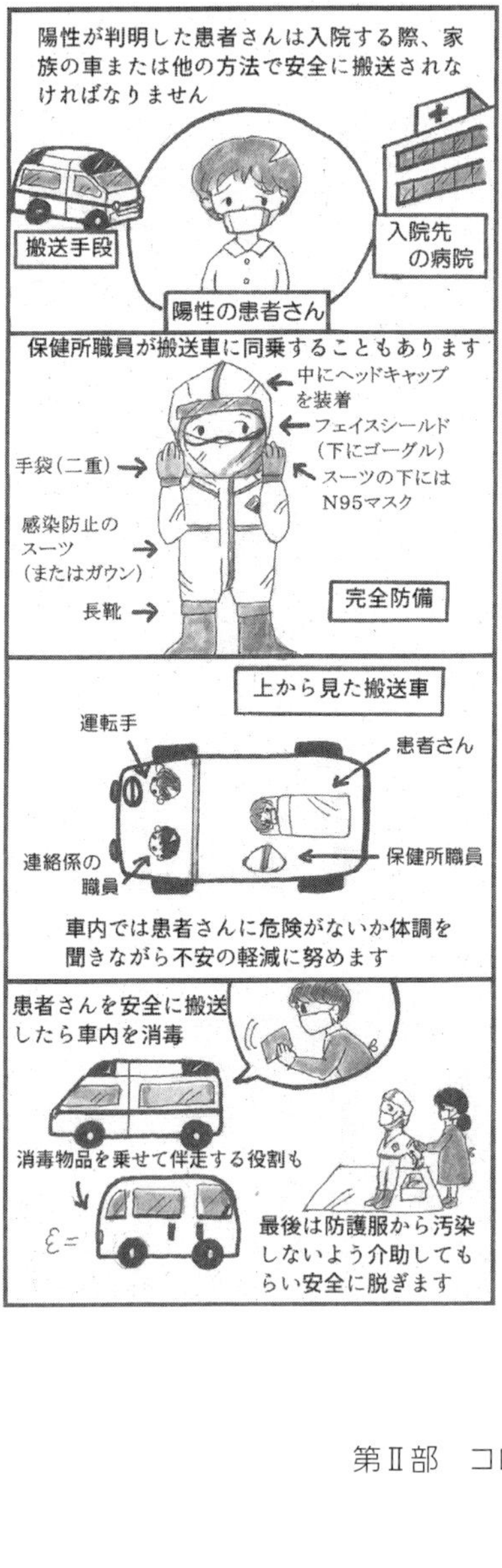

知ってください！保健師のシゴト
～コロナ編（疫学調査）～

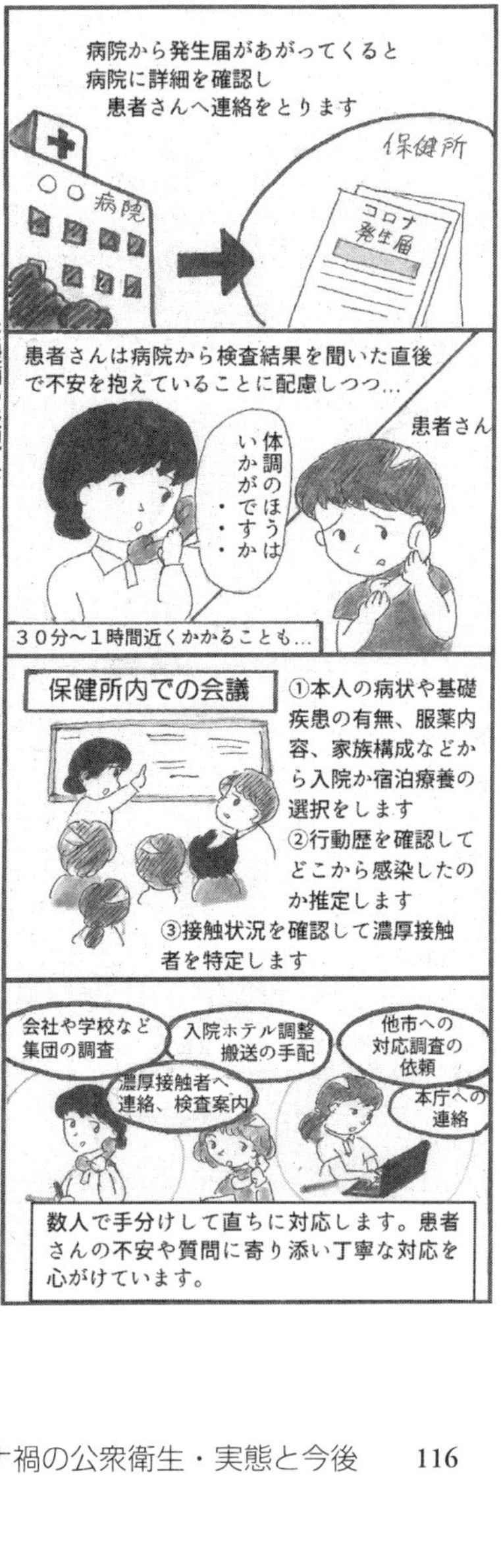

病院から発生届があがってくると病院に詳細を確認し患者さんへ連絡をとります
病院
保健所
コロナ発生届
患者さんは病院から検査結果を聞いた直後で不安を抱えていることに配慮しつつ…
体調のほうはいかがですか・・・
患者さん
３０分～１時間近くかかることも…
保健所内での会議
①本人の病状や基礎疾患の有無、服薬内容、家族構成などから入院か宿泊療養の選択をします
②行動歴を確認してどこから感染したのか推定します
③接触状況を確認して濃厚接触者を特定します
会社や学校など集団の調査
入院ホテル調整搬送の手配
他市への対応調査の依頼
濃厚接触者へ連絡、検査案内
本庁への連絡
数人で手分けして直ちに対応します。患者さんの不安や質問に寄り添い丁寧な対応を心がけています。

※漫画の表現上、マスクをしていませんが、実際にはマスクを着用して業務しています。

知ってください！保健所のシゴト
～感染症編（O１５７）～

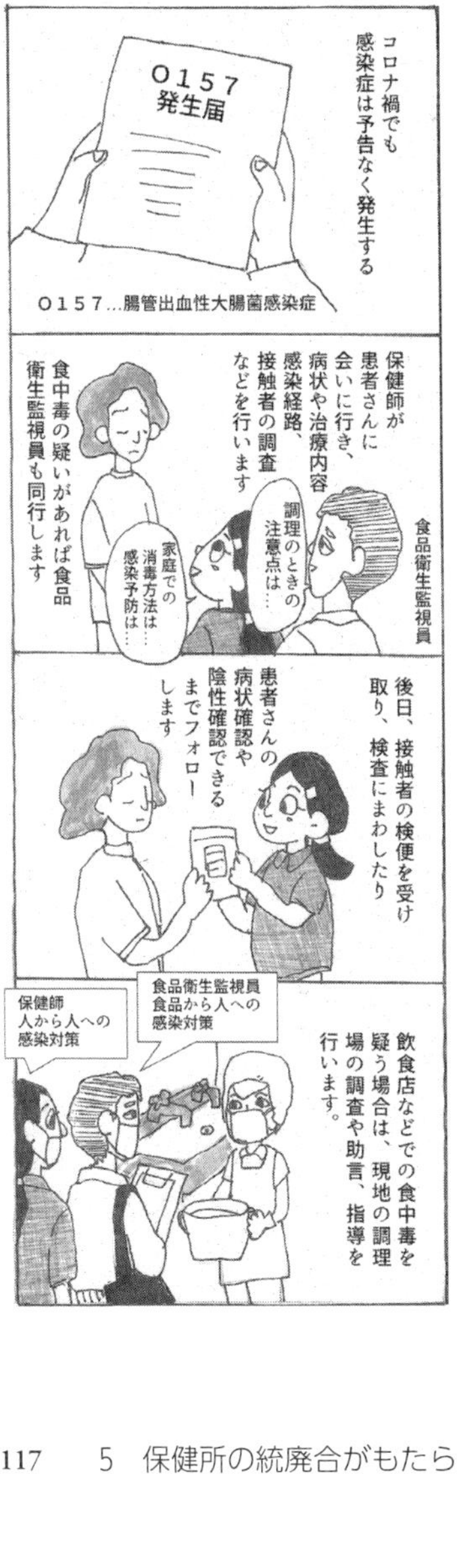

コロナ禍でも感染症は予告なく発生する
O157
発生届
O１５７…腸管出血性大腸菌感染症
保健師が患者さんに会いに行き、病状や治療内容感染経路、接触者の調査などを行います
食品衛生監視員
調理のときの注意点は……
家庭での消毒方法は感染予防は……
食中毒の疑いがあれば食品衛生監視員も同行します
後日、接触者の検便を受け取り、検査にまわしたり
患者さんの病状確認や陰性確認できるまでフォローします
保健師
人から人への感染対策
食品衛生監視員
食品から人への感染対策
飲食店などでの食中毒を疑う場合は、現地の調理場の調査や助言、指導を行います。

知ってください！保健師のシゴト
～コロナ編（クラスター対応）～

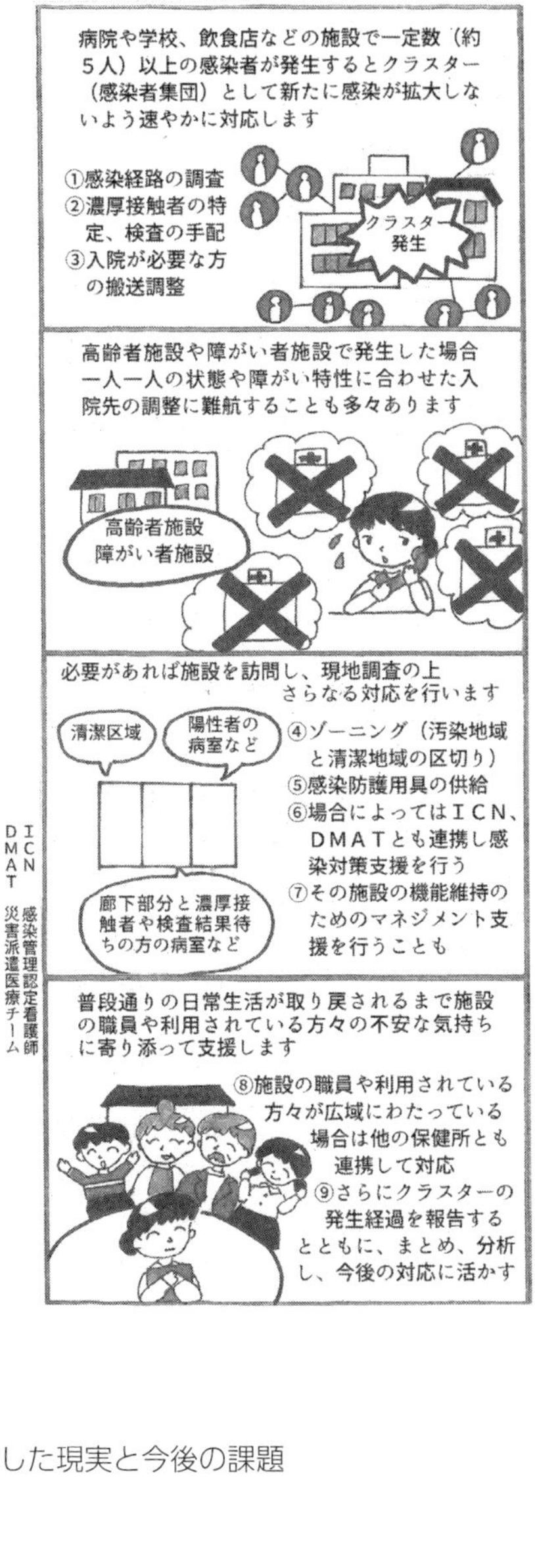

病院や学校、飲食店などの施設で一定数（約５人）以上の感染者が発生するとクラスター（感染者集団）として新たに感染が拡大しないよう速やかに対応します
①感染経路の調査
②濃厚接触者の特定、検査の手配
③入院が必要な方の搬送調整
クラスター発生
高齢者施設や障がい者施設で発生した場合一人一人の状態や障がい特性に合わせた入院先の調整に難航することも多々あります
高齢者施設
障がい者施設
必要があれば施設を訪問し、現地調査の上さらなる対応を行います
清潔区域
陽性者の病室など
廊下部分と濃厚接触者や検査結果待ちの方の病室など
④ゾーニング（汚染地域と清潔地域の区切り）
⑤感染防護用具の供給
⑥場合によってはＩＣＮ、ＤＭＡＴとも連携し感染対策支援を行う
⑦その施設の機能維持のためのマネジメント支援を行うことも
ＩＣＮ　感染管理認定看護師
ＤＭＡＴ　災害派遣医療チーム
普段通りの日常生活が取り戻されるまで施設の職員や利用されている方々の不安な気持ちに寄り添って支援します
⑧施設の職員や利用されている方々が広域にわたっている場合は他の保健所とも連携して対応
⑨さらにクラスターの発生経過を報告するとともに、まとめ、分析し、今後の対応に活かす

出所：大阪府関係職員労働組合「知ってください保健所のシゴト」（ツイッター@fusyokuroでの発信）。

6

コロナ禍で脆弱な県の人員体制が浮き彫りに

職員を増やし、県民の命と健康を守れ

谷田　誠

滋賀県関係職員でつくる労働組合の滋賀県職員組合（以下、「職員組合」といいます。）には、保健所など公衆衛生に携わる職員から、新型コロナウイルス感染症対応にあたって、労働環境の改善を求める相談が寄せられています。職員組合は、感染症対策の充実や労働環境の改善のため、現場の実態把握に努めました。

２０２０年９月に職員組合が取り組んだ新型コロナウイルス感染症対策関係職場アンケートや、職員組合と県当局との交渉にむけて組合員から寄せられた声をもとに、保健所などの職員増員にむけた運動に取り組みました。

1　お盆も年末年始も休みなく職員が奮闘

新型コロナウイルス感染症対策を行う県の職場のうち、住民と接する業務が多い職場の一つが保健所です。滋賀県内には草津、甲賀、東近江、彦根、長浜、高島の各地域に県が設置する保健所が六つあります。他に、中核市である大津市が設置する大津市保健所があります。

2020年3月5日に新型コロナウイルス感染症陽性者が県内で初めて確認されました。保健所では、土日、夜間を問わず陽性者発生の連絡が入ると、本人と家族に対する疫学調査・濃厚接触者調査、続いて職場など関連施設の調査、消毒の指示などの業務が発生します。また、入院や公費負担に関する事務なども発生します。これがクラスターともなれば、膨大な業務量、事務量となります。土日、年末年度も待機当番で対応し、診療所の夜間診療に対応するための変則勤務体制をとるなど、休まる時間はありません。夜遅くまで保健所で勤務した後、精神保健業務の当直業務に従事するため、草津市内にある精神保健福祉センターまで向かうこともあります。

2　増え続けるPCR検査に全職員が協力して対応

2020年2月に初めて県衛生科学センターで新型コロナウイルス検査の検体搬入を受け、PC

R検査が始まりました。かつては草津と長浜の二つの保健所でも衛生関係の検査を行っていましたが、すべての検査業務を２００６年度（平成18年度）から衛生科学センターに集約しています。

衛生科学センターでは、もともと食中毒など様々な検査に対応するため休日勤務を行うことはありましたが、コロナ対応の第一波の到来以降、土日交替での検査が続いています。

２０２０年度（令和2年度）は9名の職員で検査を行っていますが、３人１組でチームをつくり、土日も含め交替で検査を行いました。ＰＣＲ検査は搬入された検体をそのまま検査機器にセットすれば完了するものではありません。非常に繊細な作業を伴う〝前処理〟を行います。この〝前処理〟はベテラン職員であっても緊張が連続する作業となります。

3　職員を減らしているようでは新たなウイルスが流行しても対応できない

ある職員は検査体制について、「保健所での検査体制がなくなり、衛生科学センターに集約して職員を減らされた経過がある。感染症は10年に一度流行している。今は脚光をあびているが、感染が落ち着いたら人を減らしているようでは10年後に新たなウイルスが流行しても対応できない。」と危機感をつのらせています。

現在、衛生科学センターでの検査は一日約50から70件実施していますが、最大でも１００件が限度です。検査技師が多ければ、検査数を増やすことが可能ですが、国家資格と高い技術が必要な職員をすぐに採用することは困難です。このため、限られた人員体制の中、センターの全職員が協力して対応しています。

保健所、衛生科学センター、県庁健康医療福祉部の関係職場では土日、5月の大型連休、お盆休み期間、年末年始も交替で多くの職員が勤務しています。いつ終息するか分からない不安の中、職員は疲弊しています。

4　係員の月平均残業が100時間を超える職場も

県当局は、行政改革により知事部局の職員定数を削減し続けました。ピークであった1997年度（平成9年度）には3767人だった知事部局定数を2015年度（平成27年度）には3051人にまで削減しました。2017年度（平成29年度）にようやく定数増に踏み出し、2020年度（令和2年度）の定数は3200人となりましたが、業務量に見合った人員という実感はなく、全く足りていません。2015年度（平成27年度）の一般行政部門の職員数は全国で4番目に少ない状況でした。

また、当局は2017年8月に「応援体制の構築の運用基準」を定め、職員の応援が必要となれば、年度途中に人事異動を行い、職場を超えて応援できるようにしました。極限まで職員定数を削減しているため、今回のような非常時には職場から職員を引き抜いて対応せざるを得ません。鳥インフルエンザ防疫作業や、台風などの自然災害時にも同様の応援体制がとられますが、新型コロナ対応では1年以上にわたり、兼務による応援体制が日常的に行われています。

昨年度、県庁のある職場では、職員が朝に指示を受け、午後から保健所に応援に行くという対応まで行われました。長期間の応援となれば応援を送るために様々な調整が必要となり、応援が来るまでの間に保健所などでは職員の負担軽減ができず、多くの職員が疲弊しました。応援に出す職場では、長期間職員が不在になるわけですから、残された職員は大きな負担となります。健康医療福祉部のある職場では、新型コロナ対応でその職場の業務が増えているにもかかわらず、応援職員を関係職場に送り出し、係員の月平均残業が100時間を超えました。

5 普段から余裕のある体制でなければ感染症対策はできない

職員に兼務発令を行い、感染症対策や保健所での事務など様々な業務に職員を応援に出しています。保健所では2020年4月の感染拡大時に事務職員が配置され、大変助かったと聞いています。しかし、第二波の直前に引上げられ、応援のない体制で乗りきらなければならず、いつ応援が来るかわからない中、辛い思いをしたという声もありました。

新型コロナ感染拡大には波があり、いつ終息するかわからない特殊な状況に対しては、この〝応援〟では機能しきれていないのが現状です。いざとなれば、速やかに応援を送ることができるよう、普段から余裕のある人員体制としなければ、大きな災害に即時に対応できません。

6 「プライベートを犠牲にせよと言わんばかりの現状」アンケートに深刻な声

職員組合は、2020年9月上旬に保健所、衛生科学センター、健康医療福祉部の関係職場の職員を対象にアンケート用紙を配付し、職場の諸課題解決に向けて取り組みました。人員体制強化、業務見直し、感染症対策業務の改善などについて54人から回答が届きました。このアンケートに寄せられた声の一部を紹介します。

1．人員体制の強化について

○災害時には、保健所が圏域における災害医療拠点になる中、この人員では非常時の対応が担えるはずがない。通常時においてもギリギリの人員であることで、今回のコロナ対応においても課題が浮き彫りになったことから、非常時にも対応しきれるだけの人員を求む。

○夜中のコロナ感染者の搬送当番、休日の業務当直、検体の搬送当番、防災当番、緊急電話の当番など、もはやプライベートを犠牲にせよと言わんばかりの現状。日々状況が変わる中でこの体制は長くもたないので人員の補強（若手も必要だが、判断できる役職も）が必要。当番を肩代わりする人員など、職員のワーク・ライフ・バランスを確保できる体制が欲しい。

新型コロナウイルス感染症対策関係職場で働く職員のみなさんへ

各職場でのご奮闘ご苦労様です。関係職場では新型コロナウイルス感染症対策のための業務による負担が継続しており、職員組合では改善を求めるため下記の内容で要求書をまとめ健康医療福祉部へ提出したいと考えていますので、各要求項目に関するアンケートにご協力をお願いします。

9月17日までに回収袋に入れてください。

2020年9月　滋賀県職員組合

コロナ関係　職場要求アンケート　滋賀県職員組合　宛

【要求の主旨】

コロナ禍における保健所等関係職場の業務軽減・体制強化を求める要求書（案）

新型コロナウイルス感染症対策のため保健所や衛生科学ｾﾝﾀｰ、健康医療福祉部の関係職場では、感染者・接触者へ対応や検査等のため休日も含めて業務に追われている状況が続いています。感染の広がりは予断を許さない状況が続いており、感染症対策に係る業務に終わりが見えないなかで、職員は疲弊しつつあります。

他部署からの応援体制は部分的なものとなり、通常業務も再開されるなかで、負担が増している状況があり、下記のとおり負担軽減と体制強化を求めます。

回答者　職場名＿＿＿＿＿＿＿＿＿＿＿＿

【要求事項】

1　人員体制の強化

他部署からの部分的な応援や年度途中で保健師2名の採用がありましたが、現場の状況を考えると、まだまだ不足しています。現場に人員を配属する体制強化が必要と考えられますが、ご意見を記入してください。

2　通常業務の見直し

第一波が収まるなかで通常業務が再開されたため負担が増している状況があります、通常業務について見直しや中止が必要と考えられますが、見直すべき事業の内容や、見直しについてのあなたのご意見を記入してください。

3　感染症対策業務の改善

感染症対策として行われている業務について、改善すべきことがあればご意見を記入してください。

4　その他

その他に要求すべき事項があれば記入してください。

職場の状況等について自由に記入ください。

図6－1　コロナ関係　職場要求アンケート

出所：滋賀県職員組合。

○そもそも、通常時ですらギリギリの体制であるのに、このような非常な状態がずっと続いたままこの体制でやっていくのは不可能。やるしかないので職員が自分を犠牲にして、無理矢理働き続けているのが現状。
○第一波の時は他部署から事務職2名の応援があり助かった。第二波が始まる直前に引き上げられてしまい、第二波の方が忙しい中、応援が来ないのは辛かった。
○保健所は陽性者の対応、疫学調査等で大変との認識はあるのか。これ以外にも医療機関、市町との調整など表には見えないコロナ関連の業務がある。
○とても疲れていることと、コロナ以外の仕事の技術維持が難しくなっていることで、不安感にあふれている。
○普段からあった食中毒や感染症対応の休日勤務に加えて、コロナ対応も重なり、小さい子どもがいる中で、平日遅くまで残業と休日出勤が重なった。保育園は基本的には通常通り預かってくれるが、小学校は休校。子どもが1日中1人で居て、1人で昼食と夕食を食べ、入浴し、寝る準備をするという事が数か月間続いた。

2. 業務見直しについて
○一度クラスターが発生すると完全に通常業務が停止してしまう。
○コロナであっても必要な業務には取り組んでいる。

○会議、イベント等見直しが進む一方で、止めることができない業務も多くあり、所属単位では見直しにも限界がある。
○今まですでに見直しを行って、残っている事業ばかりである。どれも（担当者としては）大切と考えている。中止した時、今まで一緒にがんばってきた関係機関にどう説明するのか、その先の住民の生活に影響がでることは必至であり、どうフォローするのか、保健所単位で考えていくには、負担がかかりすぎる。

3．感染症対策業務の改善について

○相談電話を県で一括にして頂いた事は大変有難かった。
○体調不良の相談がありますが、病院に行くようにとしか言えないですし、そのような相談は保健所ではなく、帰国者接触者相談センターにしていただくよう、もっと周知が必要だった。
○相談業務と調査業務を分離し、相談については保健所以外で対応するようにすると良い。
○事業を1人に担当させるのは特に感染症関係はやめるべき。その人が濃厚接触者になっても困らないようにしないといけない。
○コロナ関係の新規事業等の調整は本当に大変です。2、3人が1つの事業をつくり、調整し、複数の人（係員レベル）が精通しているようにすることが必要。刻々と変わる災害時にチームで対応することは常識。

7　人員体制強化などを求め交渉し、職場の思いを訴え続けた

アンケートで疲弊している職場の実態が明らかになりました。この声を受けて職員組合は２０２０年10月26日に「コロナ禍における関係職場の体制確保と負担軽減等を求める要求書」を知事あてに提出しました。この要求書に基づき、11月24日に健康医療福祉部との交渉を行いました。人員体制については、総務部長、人事課長との交渉で何度も取り上げ、人員体制の強化を求めました。主な要求項目は次のとおりです。

主な要求項目（「コロナ禍における関係職場の体制確保と負担軽減等を求める要求書」から抜粋・要約）

○保健所に必要な人員を直ちに配置すること。
○衛生科学センターについて、検査および事務にかかる人員を増員すること。
○健康医療福祉部の関係職場について、複数の職員で業務を担当する体制となっておらず、人員を増やし複数の職員によるチームで業務に対応できる組織体制を構築すること。
○保健師等の専門職について必要な人員を配置・確保するために手立てを尽くすこと。
○衛生科学センターの建て替えを行うこと。

コロナ禍における関係職場の体制確保と負担軽減等を求める要求書

新型コロナウイルス感染症対策のため保健所や衛生科学センター、健康医療福祉部の関係職場では、感染者や接触者への対応、検査等のため休日も含めて業務に追われています。

感染の広がりは予断を許さない状況が続いており、感染症対策に係る業務に終わりが見えない中で職員は疲弊しています。

保健所では今年４月以降、第一波へ対応するために他部署から応援があったものの、第二波が始まる直前には引き上げられており、通常業務も再開されたこともあり、職員への負担が増している状況です。

職場からは、「そもそも、通常時ですらギリギリの体制であるのに、このような非常な状態がずっと続いたままでこの体制でやっていくのは不可能。やるしかないので職員が自分を犠牲にして無理矢理働き続けています。」、「夜中のコロナ感染者の搬送当番、休日の業務当直、検体の搬送当番、防災当番、緊急電話の当番などもはやプライベートを犠牲にせよと言わんばかりの現状」等の切実な声が多数寄せられており、職員の健康と家族との生活を犠牲にしなければならない事態となっています。

コロナ対応であっても、職員に犠牲を強いることなく、業務を継続できる執行体制を構築することが急務です。

ついては、新型コロナが終息するまでの間、保健所や衛生科学センター、健康医療福祉部の関係職場の人員体制を確保するため、県全体で関係職場を支え、必要な人員配置を直ちに行うよう、下記のとおり求めます。

記

人員体制の強化

1．保健所では、他部署からの応援がない状態で通常業務に加えてコロナ対応業務も行っており、職員は疲弊している。第三波以降の対応を長期的に想定し、必要な人員を直ちに配置すること。

2．衛生科学センターについて、検査および事務にかかる人員を増員すること。

3．健康医療福祉部の関係職場について、複数の職員で業務を担当する体制となっておらず、人員を増やし、複数の職員によるチームで業務に対応できる組織体制を構築すること。

4．保健師等の専門職について、これまでの人員不足の上にコロナ対応業務がのしかかっており、必要な人員を配置・確保するために手立てを尽くすこと。また、経験のある職員をバランスよく配置すること。

通常業務の見直しによる負担軽減

5．第一波が収まるなかで通常業務が再開されたため負担が増している。コロナ対応業務が続く職場の負担を軽減するため、通常業務のうち緊急性のない事業や調査等については、中止、見直しを行うこと。また、そのためにも、県として判断を明確に示すこと。

1

図6－2　コロナ禍における関係職場の体制確保と負担軽減等を求める要求書（一部）

出所：滋賀県職員組合。

8　知事部局は77人の職員定数増、保健所の保健師は7人増員

２０２１年2月8日に来年度の職員定数案が公表され、知事部局の職員定数を77人増やすことについて議会提案されることになりました。保健所の保健師増員は7人、新型コロナ対応の兼務職員の専任化は21人というものでした。充分な増員とはいえませんが、増員を勝ち取ったことは大きな成果です。

また、来年度予算案には衛生科学センターの建替を前提とした「衛生科学センターの機能強化に向けたあり方の検討」のための予算３７０万円が盛り込まれました。検査機能拡充への要求が一歩前進したと受け止めています。

9　全国の仲間とともに「国民のいのちと健康を守る」運動に参加

職員組合は全労連などの団体が呼びかけている「安全・安心の医療・介護の実現と国民のいのちと健康を守るための国会請願署名」に取り組んでいます。自治労連はこの署名をハガキに作り替え、料金受取人払いで送れるようにしています。「病院と保健所を増やしていのちを守ろう。」、「#看護師ふやせ」、「#保健師ふやせ」と大きく書いてあり目立つようになっています。このハガキ署名も

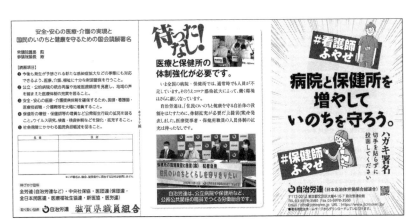

図6－3　「安全・安心の医療・介護の実現と国民のいのちと健康を守るための国会請願署名」ハガキ

出所：自治労連。

活用しながら、職員の労働条件を改善し、県民の命と健康を守るために取り組んでいます。

10　県民の命と健康を守るため、職員が安心して働き続けられる職場環境が必要

コロナ危機により、保健所など公衆衛生機関が注目され、体制の強化が県民から求められていますが、今まで自治体の職員数を減らして体制を脆弱にした結果、住民の命と健康を脅かす事態を生み出しました。

「公務員の数は少ないほうが良い」「公務員でなくてもできる仕事だ」「民間に任せたら良い」という主張により、職員定数を削減し、保健所、試験研究機関、公立病院などを減らした〝自治体リストラ〟が全国で行われてきたことを決して忘れてはいけません。

一度減らされた人員を元に戻すのは大変です。定数

を増やすように自治体当局に働きかけ、増員を決断させることにも大きな労力を費やしますが、人材の確保の課題もあります。滋賀県でも2021年度（令和3年度）採用に向け、保健師などの増員のために職員の募集が行われましたが、必ず応募があり採用できるとは限りません。内定しても諸事情により辞退される場合もあります。一度減らした職員、特に保健師や検査技師などの専門職の職員を増やすことは簡単なことではありません。

体制強化のために、職員の増員にむけ取り組んでいますが、今働いている職員や、これから働こうとする職員が、働き続けられる職場環境を築くことも非常に重要です。

滋賀県職員組合は、県民の利益を第一に運動しています。県民の命と健康を守るために、職員定数を増やし、体制を強化し、職員が安心して働き続けられる職場環境実現に向けて、運動を進めます。

資料

全国自治体の新型コロナウイルス感染症への施策

2020年7月～2021年10月

北海道

帯広市は、新型コロナウイルスの影響で経済的に困窮する市内の准看護師養成校などの学生に、支援金最大20万円を独自支給する補正予算案を提出した。准看護師養成校などの学生は、国の「学生支援給付金」の対象外。独自支援は、国の給付金と同様にアルバイト収入などが減少した学生を対象とする。（「北海道新聞」２０２０年9月12日付ウェブ記事より要約）

北海道

旭川市は新年度、新型コロナウイルスのクラスターが発生した施設の支援に駆けつける医療チームを発足させる。市内の基幹病院の医師や感染管理認定看護師ら10～15人で構成し、早期の感染封じ込めを目指す。感染者を治療するほか、感染者と非感染者の利用場所を分ける「ゾーニング」や防護服の着脱指導を行う。（「北海道新聞」２０２１年3月25日付ウェブ記事より要約）

青森県

むつ市は、1月10日に行う成人式の出席希望者に、市が費用を負担してＰＣＲ検査を実施する方針を決めた。民間の検査キットを郵送し、陰性が確認された新成人だけに参加してもらう。各自が唾液を採取して検査機関に送ると、1日程度で結果が本人にメールで通知され、結果が記されたメールを市に転送して陰性を報告する。（「河北新報」２０２０年11月13日付ウェブ記事より要約）

岩手県

陸前高田市は、介護者や保護者が新型コロナウイルスに感染した場合、同居する要介護高齢者や障がい者、18歳以下の子どもの一時預かりを行う事業を始めた。市から委託を受けた市社会福祉協議会が運営し、最大収容は10人程度、期間は1人当たり10日から2週間程度を想定する。（「岩手日報」2020年9月2日付ウェブ記事より要約）

岩手県

奥州市は新型コロナウイルスの感染の有無を調べる抗原検査キットを、市内全ての高齢者福祉施設、障害福祉サービス事業所、就学前教育・保育施設に配布する。先行して調整する入所型の高齢者施設に続き、市がキット約1万5000回分を購入。6月中旬から順次各施設に配る。（「岩手日報」2021年5月27日付ウェブ記事より要約）

宮城県

仙台市は、市全域の飲食店従業員のうち、検査を希望する無症状者を対象に5～9月の5カ月間、新型コロナウイルスのPCR検査を実施すると発表した。検査は無料。複数人の検体を混ぜて一度に検査する「プール方式」の実施を検討する。申し込んだ飲食店に委託業者が検査キットを送付、唾液で検体を採取し、郵送で返送してもらう。変異株を調べるゲノム（遺伝子）解析装置も購入する。（「河北新報」2021年4月13日付ウェブ記事より要約）

宮城県

山元町は新型コロナウイルスワクチンの集団接種で、地区ごとに日時を指定する予約不要の方式を採用し、移動手段のない住民らに配慮し送迎バスも用意。会場では高齢者が間仕切りのある50のブースに待機し、医療従事者側が移動して接種する方式にした。三つの工夫で住民の負担軽減と効率化を図り、7月末までに65歳以上の接種完了を目指す。町は接種を希望するかどうかはがきで確認。1日の接種者が150～180人になるよう町内25地区を組み合わせ、日時を指定した。（「河北新報」2021年5月27日付ウェブ記事より要約）

秋田県

秋田県は緊急経済対策として、県外出張帰りの中小企業従業員が受けるＰＣＲ検査への補助を実施する。県内に本店や事業所を置く約３万３０００の中小企業や個人事業主が対象。従業員が県外出張後に受ける検査費用の約半分に相当する１万円を補助する。１事業者の上限は20万円。（「河北新報」２０２１年４月16日付ウェブ記事より要約）

山形県

寒河江市が希望する市民を対象に４月５日始めた無料ＰＣＲ検査に予約が相次いでいる。検査には市が民間に委託したコールセンターへの電話予約が必要。５日の定員60人は午前中の約２時間で埋まり、６日分の１００人も午後４時の受け付け終了時にほぼ定員に達した。７日以降も各日定員１００人程度とし、７〜11日分の予約を受け付ける。（「河北新報」２０２１年４月７日付ウェブ記事より要約）

福島県

福島県は、２０２１、２０２２の両年度に計約２万人・８０００世帯を対象とした県民健康アンケート調査を行う方針を固めた。新型コロナウイルス感染拡大に伴う影響などを把握するためで、「第二次健康ふくしま21計画」の評価や次期計画の目標設定に生かす。心身の機能が衰える「フレイル（虚弱）」に関する質問など21項目を設ける予定。（「福島民報」２０２１年４月27日付ウェブ記事より要約）

福島県

相馬市は５月24日、「市新型コロナウイルスワクチン接種メディカルセンター」を設置し、初会合を開いた。市と医師会、医療関係有識者で構成。市が進める独自の集団接種方式の手法や課題、副反応の状況などについて月１〜２回の会議を開いて検証を重ね、データ蓄積による安全で効果的な感染症対策につなげる。同市は、対象者への意向調査を基に地区単位で二回のワクチン接種日時を指定し原則集団接種する「相馬モデル」を導入した。（「福島民報」２０

21年5月25日付ウェブ記事より要約）

福島県
福島県はコロナ感染で自宅療養せざるを得ない妊産婦の受診体制の充実に乗り出す。自宅療養時に産科面の症状が悪化した際に備え、コロナ患者の入院を受け入れている医療機関に専用の診療外来を設ける。比較的症状が軽い場合には、地域のかかりつけの開業医やクリニックによる電話診療を受けられるようにする。いずれも宿泊施設で療養する妊産婦も受診できる。（「福島民報」2021年9月25日付ウェブ記事より要約）

茨城県
茨城県の大井川和彦知事は3月25日、複数の検体を混ぜて検査する「プール方式」を実施すると発表した。感染が拡大した市町村にある入所型の高齢者施設と障がい者施設の職員が対象。4月中旬ごろから始め、高齢者施設でのワクチン接種が完了する予定の6月ごろまで続ける。（「茨城新聞」2021年3月25日付ウェブ記事より要約）

茨城県
筑西市は、新型コロナウイルス感染症の拡大予防策として、市民がPCR検査を1回無料で受けられる施策を実施する。市は関連費用約8700万円を盛り込んだ本年度一般会計補正予算案を、6月2日開会の市議会定例会に提出する。（「茨城新聞」2021年5月29日付ウェブ記事より要約）

栃木県
那須塩原市が導入した宿泊事業者向けの「新型コロナウイルス感染症対策取組認証制度」の初めての認証証授与式が4月26日、市役所で行われ、4事業所が認証を受けた。認証には、感染症対策の従業員教育など必須事項36項目と、従業員の定期的なPCR検査など推奨事項5項目の基準がある。（「下野新聞」2021年4月27日付ウェブ記事より要約）

栃木県

新型コロナウイルスワクチン接種に当たる医療従事者の確保が難しい市町を支援するため、栃木県は5月21日、医師や看護師などの資格を持つ人にメールアドレスを登録してもらい、市町の求人情報を配信する取り組みを始めた。資格がありながら離職中の「潜在看護師」らに登録を呼び掛けている。（「下野新聞」２０２１年５月22日付ウェブ記事より要約）

群馬県

高崎市は、市内全17万世帯に手指消毒液と除菌スプレーを配布することを決めた。陽性判定者のうち、感染経路が家庭内である人が増加していることから対策が急務と判断した。職員が各世帯を訪問して直接配布し、消毒液と除菌スプレーはメーカーに増産を要請して必要数を確保した。（「上毛新聞」２０２１年４月14日付ウェブ記事より要約）

埼玉県

埼玉県は、ケアラーが感染して対応できなくなった場合に高齢者や障がい者を受け入れる施設を、県内７カ所に開設した。受け入れ施設は、特別養護老人ホーム５施設の敷地内に応急仮設住宅を設置。計20人分を用意し、各戸に介護ベッドやシャワー、トイレなどを整備した。障がい者用は既存施設の別棟を活用し、２カ所に８人分を準備した。（「東京新聞」２０２０年10月６日付ウェブ記事より要約）

千葉県

市川市は、希望する65歳以上の市民を対象に、新型コロナウイルスのＰＣＲ検査を行う。市が全額を負担し、60代以上の基礎疾患がある人も対象。１月中旬～２月中旬、地区ごとに公民館など約20カ所で行い、唾液を採取する検査キットを使用する。（「千葉日報」２０２０年11月16日付ウェブ記事より要約）

東京都

世田谷区は10月15日、新型コロナ対策として無症状の介護施設職員らに行う検査を区内17施設計２７１人に実施し、２人の感染が判明したと発表した。

区はこれを「社会的検査」と位置付け、特別養護老人ホームなどの職員や入所予定者を対象に10月1日、スタートした。今後、障がい者施設や保育園、幼稚園、児童養護施設などの職員らへ対象を広げる。（「東京新聞」２０２０年10月16日付ウェブ記事より要約）

東京都

ワクチン接種を巡り、練馬区は、身近な診療所での個別接種を中心とする「練馬区モデル」を構築すると発表した。電車やバスに乗る必要がなく、「かかりつけ医」から受けられる安心感もあるとしている。区によると、約２５０カ所の診療所での個別接種をメインに、集団接種を組み合わせることで、短期間での接種完了を想定している。（「共同通信」２０２１年2月１日付ウェブ記事より要約）

東京都

文京区は、新型コロナウイルス感染拡大の影響で雇い止めや内定取り消しになったり、求人の減少で就職活動が長引いたりしている区民の就職を支援するため、緊急就労支援事業を始めた。対象は20人。希望者には区がビジネスマナーや企業研究、面接対策などの研修を実施し、区内の中小企業で一カ月以内の有給就労体験（時給１４００円＋交通費）をしてから、正規雇用を前提とした派遣社員として働く。派遣期間中は区が賃金を全額補助する。（「東京新聞」２０２1年5月28日付ウェブ記事より要約）

神奈川県

黒岩祐治県知事は、クラスターが多く発生している高齢者や障がい者の入所施設について、県内全域を対象に従事者全員の検査を定期的に実施する方針を明らかにした。早ければ2月中にも検査を始める。対象者は10万人規模を想定。検査時期の間隔や対象施設の詳細は未定という。（「神奈川新聞」２０２１年2月６日付ウェブ記事より要約）

神奈川県

黒岩祐治知事は、県が講じた対策の中で得た経験や教訓を後世に伝えるため、記録集としてまとめる方針を明らかにした。集団感染が起きたクルーズ船への対応を基に構築した医療提供体制「神奈川モデル」をはじめ、外部人材の知見を活用した施策などを記録集にまとめ、今後の危機管理体制強化に生かす。（「神奈川新聞」２０２１年2月23日付ウェブ記事より要約）

神奈川県

神奈川県は、自宅で療養している感染者のうち症状悪化のリスクが高い人を、看護師らが見守る新たな仕組みをつくることで、県内18の郡市医師会と合意したと発表した。訪問看護ステーションを主な拠点とする。看護師や訪問看護ステーション事務員が電話で安否を確認し、看護師が必要と判断すれば訪問する。各医師会が事前に選んだ医師らに訪問診療やオンライン診療を依頼し、入院が必要かどうかや、療養期間の延長なども判断する。（「東京新聞」２０２1年2月27日付ウェブ記事より要約）

神奈川県

横浜市は9月17日、新型コロナ対策の「加速化プラン」を発表した。市によると、接種率が低い若者への接種を加速させるため、夜間にも接種できる「若者向けワクチン接種センター」を新設する。火～木と土、日曜日は午後2～9時、金曜日は午後4～11時に接種を行う。また、現役世代で日中の接種が難しい人のため、金、土曜日の午後10時～翌日午前7時に接種できる会場を設ける。（「東京新聞」２０２1年9月18日付ウェブ記事より要約）

新潟県

新発田市は2月12日、市内小・中学校の教職員らを対象に新型コロナウイルスの抗原検査を始めた。費用は市が全額負担する。対象は公的業務の従事者らで、保育士や教員ら約２５００人は抗原検査、民生委員ら約４００人はＰＣＲ検査を実施する。３月末までに全対象者の検査終了を見込む。（「新潟日報」２０２１年2月13日付ウェブ記事より要約）

新潟県

新潟県は、県内在住の外国人を対象にした検査や受診に特化した24時間対応の新型コロナウイルスの専用相談電話窓口を開設した。対応言語は英語や中国語など19カ国語。通訳スタッフを介して「県新型コロナ受診・相談センター」や医療機関につながり、3者間で症状の聞き取りなどが行われる。（「新潟日報」２０２１年3月2日付ウェブ記事より要約）

富山県

南砺市が県内初導入したＰＣＲ検査車両の引き渡し式が行われた。現場に出向いて機動的に検査することが可能で、介護施設でのクラスター発生時の出動などを検討している。一般財団法人トヨタモビリティ基金から1年間無償で借り受け、市民病院に配備する。提供は北海道庁に続いて2例目。（「北日本新聞」２０２０年10月26日付ウェブ記事より要約）

石川県

新型コロナウイルスのワクチン接種を巡り、金沢市と周辺の計6市町が共同接種体制を整備する方向で調整に入ったことが分かった。共同体制を整えた場合、他の自治体でも受けられるようになる。実現すれば石川県の人口の6割超、70万人が対象となる。（「共同通信」２０２０年2月4日付ウェブ記事より要約）

石川県

小松市は、市内公共施設のトイレ・手洗い場の自動水栓化を推進する。市役所本庁舎と母子保健施設「すこやかセンター」、全33小中学校、市立高では施設内の全ての水栓設備を２０２０年度内に改修する。学童クラブやスポーツ施設でも手洗い場の自動化を進めている。（「北國新聞」２０２０年8月5日付ウェブ記事より要約）

福井県

福井、丹南両地区でカラオケ喫茶関係者の新型コロナウイルスの感染が次々と判明していることから、福井県は両地区で「昼カラオケ」の営業をしている85店舗の経営者と従業員にＰＣＲ検査を実施すると

明らかにした。（「中日新聞」２０２０年8月30日付ウェブ記事より要約）

山梨県

山梨県は、「やまなしグリーン・ゾーン構想」を策定し、感染拡大防止と経済活動の両立をさせる取り組みを行っている。「やまなしグリーン・ゾーン認証」は、飲食店や宿泊施設等が施設ごとに定めた基準に沿って策定した感染症予防対策を、県が実地調査等を行った上で認証する。また、国内外の専門家から知見の提供を受けながら、感染症対策の中核を担う専門組織として「山梨版ＣＤＣ」を２０２１年4月に設立する。（「共同通信ＰＲワイヤー」２０２１年2月1日付ウェブ記事より要約）

長野県

松本、塩尻、安曇野市など3市5村にまたがる松本医療圏の取り組みが「松本モデル」として全国的に注目を集めている。患者の重症度などに応じて公立、民間の各医療機関が受け入れを分担、連携し、地域がワンチームで医療崩壊を防ぐ試みだ。唯一の感染症指定医療機関である松本市立病院を中心に、国立や公立、日赤など公的、民間が運営する計7つの医療機関がコロナ患者を受け入れている。一方、別の2つの民間病院はコロナ患者以外の治療に集中。地域医療を各機関で支える態勢を構築している。（「東京新聞」２０２１年2月8日付ウェブ記事より要約）

岐阜県

飛騨市は、新型コロナウイルスの感染の有無を調べる検査機器5台を新しく購入して市内の医療機関に無償で貸し出し、短時間で結果が出る検査を1回３０００円で受けられるようにすると発表した。貸与するのは、米国のアボット社が製造した「ＩＤＮＯＷ」。鼻の奥から取った検体を一定の温度下で調べる仕組みで、13分以内で判定できる。2月から市民病院で運用している。（「岐阜新聞」２０２１年4月23日付ウェブ記事より要約）

岐阜県

岐阜県は10月6日、岐阜メモリアルセンター武道館に9月30日に設置した新型コロナウイルス対策の臨時医療施設を報道陣に公開した。患者を一時的に受け入れ、酸素投与や抗体カクテル療法を行う。ベッド20床を配備。酸素濃縮器などが整備され、ナースステーションで患者の容体は常にチェックされる。(「岐阜新聞」２０２１年10月７日付ウェブ記事より要約)

静岡県

浜松市は、市役所窓口の混雑状況が市公式ホームページから確認できるシステム「混雑ランプ」を、中区役所で導入した。スマートフォンやパソコンなどで確認できる。今後、市が所有する観光施設や区役所など約70カ所でも順次取り入れる。ランプは、緑色の「空き」、黄色の「やや混み」、赤色の「混み」の３色で混雑状況を示す。(「中日新聞」２０２０年８月14日付ウェブ記事より要約)

愛知県

愛知県は、県内の医療機関や福祉施設でクラスターが発生して通常の施設運営ができなくなった際に、感染管理に精通した看護師らを派遣する制度を創設すると発表した。まず県看護協会に登録している「感染管理認定看護師」を派遣。最大１週間、感染防止対策の見直しや、不足する人員の算出などに当たる。その後、出勤できない職員を穴埋めする看護師らを２週間程度、送り込む。県医務課によると、東京や三重など18都道県が既に制度化している。(「中日新聞」２０２０年８月29日付ウェブ記事より要約)

愛知県

岡崎市は十一月から、基礎疾患などで新型コロナウイルスワクチンを接種できない市民を対象に、ＰＣＲ検査を無料で実施する。無料だが、事前申し込みで希望多数の場合は抽選となる。検査は車に乗ったまま唾液を採取する。翌日に検査証明書をメール配信する。(「中日新聞」２０２１年10月22日付ウェブ記事より要約)

三重県

四日市市は業務が増大している市保健所の保健師を2021年度から増員する。また、四日市看護医療大学の学生対象の奨学金について、卒業後に市保健所の保健師として働く場合も返還免除の対象とするよう検討する方針も明らかにした。（「中日新聞」2021年2月27日付ウェブ記事より要約）

三重県

三重県は5月27日、外国人労働者を雇用する県内の610事業所に対し、新型コロナウイルスの抗原定性検査キットを無料で配布すると発表した。確保した1万セットがなくなり次第受け付けを終える。陽性反応が出た場合は、保健所などが改めてPCR検査を実施する。（「伊勢新聞」2021年5月28日付ウェブ記事より要約）

滋賀県

滋賀県は、医療従事者の新型コロナウイルスの抗体保有率を調べるため、コロナ病床がある病院とクラスターが発生した病院の医師と看護師を対象に1200人規模の抗体調査を実施する。同時に感染防止策の実施状況についてアンケートを行い、感染要因の分析につなげたいとしている。（「京都新聞」2021年2月12日付ウェブ記事より要約）

滋賀県

滋賀県は5月25日、新型コロナウイルスワクチンの副反応についての専門相談窓口が、12カ国語対応になったと発表した。医療通訳の企業に委託して通訳を確保した。看護師や薬剤師と通訳、相談者の三者を電話でつなぎ同時通訳する。対応するのは英語のほかポルトガルやベトナム、中国、韓国語など。県内在住の人口が多い言語を選んだ。（「中日新聞」2021年5月26日付ウェブ記事より要約）

京都府

京都府は、大学向けの感染防止ガイドラインを改定した。今回の改定では、まん延防止等重点措置や緊急事態宣言が出ている「緊急時」は、入構学生数の抑制とあわせて、オンライン授業の積極活用や課外活動前後の会食自粛を求めている。「緊急時」以外でも、対面授業の終了後に学生が大人数で行動しないよう大学側が繰り返し指導することや、課外活動の許可制実施などを明示した。（「京都新聞」２０２１年4月20日付ウェブ記事より要約）

大阪府

吹田市は、市内に所在する5大学に通う学生、就業者を対象に、新型コロナウイルスのＰＣＲ集中検査を実施することにした。同市は大阪府内で学生数が最も多い。市では、全体の5％に当たる約２５００人の受検者数を目指し、4月中に検査結果をまとめるとしている。検査キットは、市保健所が各大学に順次配布する。（「大阪日日新聞」２０２１年4月21日付ウェブ記事より要約）

大阪府

大阪府は、大阪市内の新型コロナウイルス感染症患者を救急搬送する際、受け入れ病院が決まるまで一時的に待機してもらうための「入院患者待機ステーション」を市内の医療機関敷地内に設置し、報道陣に公開した。近く運用を始める。軽症・中等症受け入れ病院に入院する患者が対象。プレハブ2棟に計8床を備える。（「共同通信」２０２１年4月22日付ウェブ記事より要約）

兵庫県

兵庫県は2月18日、新型コロナウイルス患者を受け入れている宿泊施設に医師を派遣する独自の取り組みについて現状を説明した。全国でも珍しい試みで、開始から20日間ほどで容体悪化の兆候があった約20人を医療機関に搬送できたという。県によると、軽症者らが対象の宿泊施設は県内に8カ所計１１３０室あり、原則的に複数の看護師が常駐している。しかし、医療の逼迫で従来よりややリスクの高い患者も受け入れたため、医師を毎日派遣する運用を開始。看護師が患者の様子を確認する朝夕の２回、各2時間前後、医師１人が滞在し、異変があれば対応している。（「神戸新聞」２０２１年2月18日付ウェ

ブ記事より要約）

兵庫県

神戸市は1月、市内の新型コロナの新規感染者に対し、独自に変異株調査を開始した。市環境保健研究所は昨夏から、新型コロナウイルスの設計図「ゲノム」の解析を独自に開始。国立感染症研究所に検体を送らずに、2日程度で変異株の感染を確定できるようになった。国立感染症研究所を通せば、1週間程度は必要という。市の研究所には感染症の専門家6人を含む9人の研究職が在籍する。（「神戸新聞」2021年3月14日付ウェブ記事より要約）

兵庫県

経済苦や虐待などさまざまな事情を抱える子どもが親元を離れて暮らす児童養護施設で、新型コロナウイルスの感染が広がらないよう、兵庫県は、濃厚接触者以外のPCR検査費用と遠隔教材の購入費用に対する助成を新設する。対策として、県は既に個室化や消毒経費などを助成。さらに対象として、PCR検査を追加することにした。（「神戸新聞」2021年4月2日付ウェブ記事より要約）

奈良県

奈良県は4月15日、2月に改正された感染症法に基づき、民間病院を含む県内全ての75病院に病床確保を要請した。県によると、改正法に基づく要請は全国初という。改正法では、要請に応じない場合、より強い措置の「勧告」に切り替えられ、それでも従わなければ病院名を公表できる。（「共同通信」2021年4月15日付ウェブ記事より要約）

和歌山県

和歌山県は、独自に新型コロナウイルスの遺伝子解析を始めると発表した。県内への持ち込み経路を推定し、より具体的な注意喚起を行うなど対策に生かしたい考え。自前の解析では最短で数日まで短縮できるとした。また中核病院などに1時間余りで結果が出る検査機器を配備。入院できる医療機関83カ所と高齢者・障がい者施設全2170カ所には約8

万８０００人分の抗原検査キットを配り、利用者や職員の感染の早期発見を図る。（「共同通信」２０２１年２月15日付ウェブ記事より要約）

鳥取県

鳥取市保健所管内で多数の新型コロナウイルス感染者が確認されたことを受け、鳥取市と鳥取県は、感染ルートの分析や疫学調査、相談対応などを協力して行う保健所長直属の合同調査チームを市保健所内に設置。運用を開始した。県から20～30人程度を派遣し、40～60人規模のチームで感染防止に取り組む。必要に応じ感染症対策や疫学調査の専門家に助言を求める。（「日本海新聞」２０２０年８月２日付ウェブ記事より要約）

鳥取県

鳥取県は、１週間以内に新型コロナウイルスのＰＣＲ検査でウイルス量が多い検体が複数確認された地域に対し、専門家の意見を聞いたうえで、「感染増大警戒情報」を発令して注意を促す。対象地域の医療機関や福祉施設の関係者と利用者への検査も検討する。県は、県内で感染者が発生すれば注意報、クラスターの発生や確保病床の占有率が一定以上となった場合に警報を出している。（「山陰中央新報」２０２１年１月23日付ウェブ記事より要約）

鳥取県

鳥取県は、ワクチンの効果が薄まる可能性が指摘される新たな「Ｅ４８４Ｋ」変異株の遺伝子解析を鳥取大学医学部付属病院に委託し、県独自で分析することを決めた。現在、政府が各自治体に配っている検査キットはイギリス株などの「Ｎ５０１Ｙ」変異株の可能性は検出できるが「Ｅ４８４Ｋ」は検出できない。（「日本海新聞」２０２１年４月５日付ウェブ記事より要約）

島根県

首都圏１都３県に住む島根県出身者が重症化リスクを避けて地元に帰省する場合、経過観察として帰県直後に宿泊するホテル代を島根県が半額（１泊当たり最大5000円）助成する方針を固めた。県民の家族や親族で、心臓病や糖尿病など基礎疾患がある人が対象。宿泊は2月初旬から3月初旬まで、連続で1～2週間することが条件。県民がきょうだいや子ども、孫を呼び寄せるケースを想定。（「山陰中央新報」2021年1月28日付ウェブ記事より要約）

岡山県

新型コロナウイルスワクチンの接種を、岡山県内では居住地以外の自治体でも受けられる体制が整う見通しとなったことが分かった。市町村をまたいで通勤、通学する人の利便性確保とともに、医療機関が少なく単独実施が難しい自治体をカバーするのが狙い。当面は医療機関で受ける個別接種での実施を想定しており、既に実務者レベルで接種記録や予約システムの共通化に向けた検討を始めている。（「山陽新聞」2021年3月2日付ウェブ記事より要約）

広島県

広島県は県内5カ所（広島市2カ所、東広島市、福山市、三次市）にPCR検査センターを設置し、飲食店・医療機関・介護事業所などの無症状の従事者や関係者を対象に、唾液によるPCR検査をしている。さらに広島市内の2カ所のPCR検査センターでは2月22日から対象者を拡大し、市内在住か市内勤務の人は誰でも何度でも検査を受けられる（1日先着500人）。また、重症化しやすい高齢者や障がい者が入所する施設では社会的検査を実施。職員を対象に定期的にPCR検査を行い、入所者へは必要に応じ抗原検査している。（「しんぶん赤旗」2021年3月23日付記事より要約）

山口県

病気や障がいの特性などでマスクを着用できない人がいる。宇部市はやむを得ない事情でマスク着用が困難であることを伝える缶バッジとシールを作成し、周囲の理解と配慮を呼び掛けている。希望する人には無料で配布する。（「山口新聞」2021年5月2日付ウェブ記事より要約）

山口県
山口県の村岡嗣政知事は5月11日、県高校総体など高校生の部活動の主要大会が開かれるのを前に、県内の県立、市立、私立計86高校に通う全ての生徒と教職員約4万人を対象に、新型コロナウイルスのＰＣＲ検査を無料で行うと発表した。（「山口新聞」２０２１年5月12日付ウェブ記事より要約）

徳島県
徳島県は、全国の被災地支援に向かう災害ボランティアに対し、新型コロナウイルスのＰＣＲ検査費用を全額補助する。災害ボランティアセンターや災害ボランティア団体、福祉関係団体を通じて県に申し込んだ県内在住者が対象で、検査は出発前と活動後の2回。県内で災害が発生した場合も同じように運用する。（「徳島新聞」２０２１年3月17日付ウェブ記事より要約）

香川県
土庄町は、新型コロナウイルス感染症対策の一環として、児童生徒に安心して通学してもらおうと、町が運行するスクールバスの車内を抗ウイルス・抗菌効果のある光触媒でコーティングする作業を実施した。（「四国新聞」２０２１年4月20日付ウェブ記事より要約）

愛媛県
新居浜市は進学や就職の手続きで県外を訪れた高校3年生と同行者を対象に、新型コロナウイルスのＰＣＲ検査費用の補助を始めた。市内に戻った日の翌日から14日以内に市指定の医療機関で検査が受けられ、1回当たりの費用2万６９５０円のうち1万６０００円を補助する。（「愛媛新聞」２０２１年3月3日付ウェブ記事より要約）

愛媛県
宇和島市は、新型コロナウイルス感染者と接触がありながらも行政検査の対象とならない市民に、自費で受けたＰＣＲ検査費用の半額を補助することを決めた。高齢者施設に新規入所する市民が入所前に自費で受けるＰＣＲ検査にも２万円を上限に全額補助する。４月１日から１年間の適用を見込む。（「愛媛新聞」２０２１年３月12日付ウェブ記事より要約）

高知県

高知県は、感染経路不明の感染者が増えた場合、高齢者施設の従事者らは症状がなくてもＰＣＲ検査を予防的に行う方針を決めた。福祉保健所管内ごとに直近14日間の経路不明の新規感染者数が10万人当たり10人を超えた場合、入所型の高齢者施設や障がい者施設の従事者・新規入所者、入院患者を受け入れる医療機関の従事者を、２週間ごとに検査する。計画の期間は４月～６月末。（「高知新聞」２０２１年４月13日付ウェブ記事より要約）

福岡県

福岡県は県内の高齢者施設や障がい者施設の職員を対象に、希望者の無料ＰＣＲ検査を実施する方針を固めた。精度が高く安価で可能な民間検査を活用する。希望者は２０２０年度内に１人３回を上限に受けられる。陽性だった場合は、改めて行政検査を受けて結果を確定させる。（「西日本新聞」２０２０年11月18日付ウェブ記事より要約）

福岡県

久留米市は、市内の公立私立全ての小中学校や幼稚園、認可・認可外保育所、認定こども園などの全職員に、無料でＰＣＲ検査を実施すると発表した。重症化リスクが高い高齢者や障がい者施設の職員も検査する。検査は１人１回。各施設に唾液を使う検査キットを配り、施設は職員の検体を採取し市が委託する民間の検査事業者に送る。（「西日本新聞」２０２０年11月24日付ウェブ記事より要約）

福岡県

小城市は自治会活動を支援するため、市内各地区に感染予防の備品購入費などを補助する。各地区に５万円の基本額に加え、１世帯当たり６００円を補助し、活動を継続できる環境を整えてもらう。市は消毒液や扇風機の購入、地区公民館への網戸や自動

手洗い器の設置などに活用できるとしている。（「佐賀新聞」２０２１年5月14日付ウェブ記事より要約）

福岡県
福岡市は10月11日、在宅療養中で寝たきりなどの要介護者や身体障害者らを対象に、医師や看護師が訪問して新型コロナウイルスの接種を行うと発表した。在宅療養中で常時寝たきりか同等の状態にあり、接種会場への移動が難しい人が対象で、常時介護している家族も接種を受けられる。（「西日本新聞」２０２１年10月12日付ウェブ記事より要約）

佐賀県
佐賀県は3月中をめどに高齢者や障がい者が入所する県内の福祉施設と医療機関を対象に、鼻の粘液を採取して試薬につけると新型コロナウイルス感染を15分で判定する抗原検査キットを配布すると明らかにした。重症化のリスクが高い入所者や入院患者らの感染の早期発見につなげ、病床の圧迫を防ぐ。（「佐賀新聞」２０２１年3月3日付ウェブ記事より要約）

佐賀県
武雄市はＰＣＲ検査費用の助成を拡充する。医療機関、民間検査機関で検査を受けた市民と市内在勤者を対象に自己負担は５００円とし、残りは市が負担する。高齢者や福祉施設などの職員については全額を負担する。これまでは市民と市内在勤者に対し、上限２万円で費用の70％を負担していた。（「佐賀新聞」２０２１年5月10日付ウェブ記事より要約）

長崎県
西海市は新型コロナウイルス感染症で亡くなった市民の遺族の負担を軽減するため、遺体の搬送料を10万円まで補助する制度を始めた。市外で火葬した場合、市内火葬場よりも使用料が高額になるケースがあるため、差額を補助する制度も告示した。（「長崎新聞」２０２１年2月12日付ウェブ記事より要約）

長崎県
長崎医療圏で、専用病床が逼迫しないよう医療機関が連携するシステムが稼働を始めた。シミュレーション結果を基に、▽公的病院▽発症10日で転院を受け入れる医療機関▽退院基準を満たしたが基礎疾患などで入院管理が必要な回復者のための後方支援医療機関―の流れで対応する体制を整えた。(「長崎新聞」2021年5月6日付ウェブ記事より要約)

熊本県

熊本県は、外国人労働者の受け入れ事業者に生じた追加的な経費負担について、補助金の支給を検討していることを明らかにした。政府は来日した外国人に宿泊施設などで14日間待機するよう要請。宿泊費や、空港から宿泊施設への交通費は、雇用する農家や企業などが負担してきた。県労働雇用創生課によると、3月10日時点で福岡、宮崎、鹿児島の九州3県を含め少なくとも全国10道県が、外国人技能実習生らの雇用者を対象に宿泊費や交通費の補助を決めている。(「熊本日日新聞」2021年3月12日付ウェブ記事より要約)

熊本県

熊本市は、JR熊本駅と桜町バスターミナルの2カ所で、県外から仕事などで訪れた会社員や観光客らにPCR検査キットの無料配布を始めた。6月末までの金、土、日曜・祝日の午前9時~午後6時に検査キットを配布。専用容器に唾液を入れて民間検査機関に郵送すると、検査結果がスマホのアプリに届く。陽性の場合は、保健所や医療機関であらためてPCR検査を受けてもらう。(「熊本日日新聞」2021年4月30日付ウェブ記事より要約)

大分県

県外に滞在していた人を対象にした「大分市抗原検査センター」が4月29日、JR大分駅府内中央口広場にオープンした。コンテナハウス内に10ブースを設け、医師や看護師のスタッフが対応。検査は無料で、市が6月30日まで開設する。陽性だった場合は市保健所に通知し、精度の高いPCR検査を受けてもらう。結果が判明するまでは、ホテルなどで宿泊待機する。(「大分合同新聞」2021年4月30日付

ウェブ記事より要約）

宮崎県

宮崎県は5月24日、新型コロナウイルス感染拡大防止のため、都城市と三股町内の全ての有料老人ホーム計84カ所の職員約２０００人を対象に、ＰＣＲ検査を実施すると発表した。無症状感染者の早期発見を目指す。（「宮崎日日新聞」２０２１年5月25日付ウェブ記事より要約）

鹿児島県

霧島市は9月1日から、ビジネス目的などの海外渡航者向けに、新型コロナウイルス感染を調べるＰＣＲ検査と陰性証明書の発行を市立医師会医療センターで始める。一部の国・地域は現在、入国に当たり陰性証明書の提出を義務付けている。1日最大2人を検査し、即日証明書を発行する。検査費は証明書発行代を含め税抜き3万２０００円。（「南日本新聞」２０２０年8月25日付ウェブ記事より要約）

沖縄県

新型コロナウイルスのワクチン接種を円滑に進めようと、沖縄市は接種予約や接種状況の管理ができるクラウド型システムを導入する。高齢者向けの接種が始まる4月中旬からの利用を予定している。自治体は接種会場での本人確認や2回目の接種の案内などがシステム上で一元的に行える。住民は専用ウェブサイトから接種の予約ができる。（「沖縄タイムス」２０２１年3月5日付ウェブ記事より要約）

沖縄県

嘉手納町は町内在住の希望者に、ＰＣＲ検査を無料で、6月から毎週水曜日に5週間、計５００件実施する。発熱やせきなど自覚症状がある人や、濃厚接触者らは対象外。町役場エントランスで検査キットを受け取り、自家用車内か役場の外で唾液を採取して役場内の回収ボックスへ提出。業務委託する県内5カ所のＰＣＲ検査場で検査、陽性だと町職員が本人に電話連絡する。（「沖縄タイムス」２０２１年5月19日付ウェブ記事より要約）

あとがき

長友薫輝

コロナ禍となり、特に、医療・公衆衛生をめぐる実態は、少しずつ知られるようになってきました。

本書において執筆者のみなさんに論じて頂いたように、これまでの医療・公衆衛生をめぐる制度や政策のあり方を、見直さなければならない局面にあると考えています。ただし、現時点では見直しが必要という社会的な合意形成に至っているわけではありません。

本書が多くの方々に読まれることとなり、医療・公衆衛生の充実に向けて、社会的な合意形成に向けた新たな一助となれば幸いです。

感染症に備えるためには、医療崩壊の主因である公的医療費抑制策の転換、ならびに保健所をはじめとする公衆衛生体制の強化を図る必要があります。

その際に重要となるのは、本書でも各章で論じて頂いたように、コロナ禍で明らかとなった医療・公衆衛生をめぐる地域の実態を把握し、対話を重ねて、どれだけ科学的知見にもとづいて対応できるかにあります。非科学的、画一的、硬直的なものではなく、地域の実情に応じた政策的対応が求められています。

これまで各地の医療・公衆衛生の関係者の方々に、様々にご助言、ご支援を頂いてきました。みなさんから学んだことの一部しか本書では反映できていません。引き続き、医療・公衆衛生をはじめ社会保障の充実に向けて、研究を重ねていきたいと考えています。

本書の発刊が遅れ、関係するみなさまにはご迷惑とご心配をおかけしました。コロナと並走するシリーズ「コロナと自治体」（全5巻）の中で第2巻目と位置づけられていますが、いつの間にか、シリーズの中で最後の5番目の発刊となってしまいました。

図らずも、殿（しんがり）を務めることとなったわけです。殿は別名、後備え（あとぞなえ）とも言います。いざという時に、どれだけ備えているのか。災害でも同じように、非日常時には日常時の備えが問われます。

新興感染症に備えて、日常的な対話を重ね、医療・公衆衛生の充実に向けた取り組みが求められています。本書『感染症に備える医療・公衆衛生』をお読み頂ければ幸いです。

最後になりましたが、編集をご担当頂いた自治体研究社の高橋さんには厚く御礼を申し上げます。

２０２１年10月26日

編著者

長友　薫輝（ながとも まさてる）　津市立三重短期大学生活科学科教授

著　者

長平　　弘（ながひら ひろし）　地域医療と公立病院を守る千葉県民連絡会
鈴木ひとみ（すずき ひとみ）　千葉県民主医療機関連合会事務局次長
松田　亮三（まつだ りょうぞう）　立命館大学産業社会学部教授
亀岡　照子（かめおか てるこ）　保健所を守る大阪市民の会
谷田　　誠（たにだ まこと）　滋賀県職員組合書記長

感染症に備える医療・公衆衛生
[コロナと自治体　2]

2021年11月22日　初版第1刷発行

編著者　長友薫輝
発行者　長平　弘
発行所　株式会社 自治体研究社
〒162-8512 東京都新宿区矢来町123 矢来ビル4F
TEL：03·3235·5941／FAX：03·3235·5933
http://www.jichiken.jp/
E-Mail：info@jichiken.jp

ISBN978-4-88037-731-5 C0036

印刷所・製本所：モリモト印刷株式会社
DTP：赤塚　修